医師・コメディカルのための
メディカルフィットネス

編著　日本体力医学会（日本医学会第39分科会）

社会保険研究所

序 論 －本書発行の経緯－

　近年のわが国の平均寿命は男女とも世界最上位にある。寿命延伸の要因として、第二次大戦後の急速な経済成長に基づく医学の発展・医療技術の進歩、食事・栄養の改善、生活水準の向上や労働条件の改善、感染症罹患率の低下、教育水準の上昇などが挙げられている。しかし、経済大国の寿命が必ずしも上位を占めているわけではなく、日本人の食生活、伝統的な衛生習慣や遺伝的要因なども重要な要因であると指摘されている（堀内四郎：人口問題研究、66-3、pp.40～49、2010年）。

　1970年代以降、感染症から生活習慣病という慢性疾患の人数が増加し、内臓脂肪過剰蓄積を基盤としたメタボリックシンドローム、ひいては肥満、糖尿病、脂質異常症、心臓血管系疾患や高血圧症などの生活習慣病が健康を脅かしている。日常の不活動による体力低下に起因したロコモティブシンドロームや高齢者特有の認知症もアルツハイマー型だけでなく、高血圧症、脂質異常症、糖尿病などの生活習慣病が脳血管性認知症を惹起することも指摘されている。

　高齢になっても介護・看護を要せず自立した日常生活が営める"健康寿命"と平均寿命の差は、わが国の場合男性9.02年、女性12.04歳と報告されている（厚生労働省、2013年）。2012年のWHO報告によれば、世界各国の"健康寿命"と"平均寿命"の差はおおむね8～12年であり、わが国同様女性の差がやや広い。

　先進諸国における人口動態の不均衡、いわゆる総人口に占める65歳以上の年齢層の比率（高齢化率）の上昇が諸問題を惹起している。先進諸国の中でもわが国の2016年度の高齢化率は27.3％で、イタリア（22.4％）、スウェーデン（19.9％）を抜いて世界1位である。近年の出生率の低下と高齢化率の上昇による少子高齢化の進行に伴い、労働人口層である若年齢者数の減少と介護・看護を要する高齢者数の増加による医療費や介護、看護に要する経済的負担の増加が先進諸国における課題の一つとなっている。

　日本体力医学会は、明治時代中～後期に欧米で医学を学んで帰国した先達が、欧米人に比較し日本国民の体格や体力が貧弱であることを嘆き、医学的視点から積極的な身体運動の啓発や従来の日本食の改善を通して欧米人並みの体格・体力の増強を切望し、第二次大戦後の1949年に創設された学会である。他方、わが国では将来の国民の健康問題を予測し、"第1次国民健康づくり対策"（1978～1987年、現厚生労働省）、"第2次国民健康づくり対策（アクティブ80ヘルスプラン"（1988～1997年）、"第3次国民健康づくり対策（健康日本21）"（2000～2012年）、"第4次国民健康づくり対策（第二次健康日本21）"（2013～2022年）を施行し、日常生活における身体運動の増加を中心とした生活習慣見直し運動が展開され、多くの日本体力医学会会員がこれらの事業に関与してきた。さらに、2008年4月より厚生労働省主導の"特定健診・特定保健指導"制度が導入された。これは医療制度改革の一環で、40～74歳までの被保険者および被扶養者を対象に、健康保険組合などの医療保険者に"特定健康診査（特定健診）"および"特定保健指導"を義務づけた制度である。

特定健診は、生活習慣病の上流要因であるメタボリックシンドロームに特化した健診である。特定健診結果に基づいた"特定保健指導"は"動機付け支援"および"積極的支援"に層別化され、保健師、看護師、管理栄養士などによる生活習慣改善指導がなされることになった。また、医療法人の付帯事業として、すでに"医療法第42条施設"（1995年7月）が認定・運用され、"運動"や"体力づくり"等に主眼を置いた積極的な治療・予防活動が行われてきている。1978年の"第1次国民健康づくり対策"から現在の"第二次健康日本21"まで種々の健康政策が施行されてきたにもかかわらず、2000年の要介護者数200万人から2016年には600万人超に増加し、今後増え続けることが予測されている。

　このような現状において、日本体力医学会が果たすべき役割の一つは高年齢者の"健康寿命延伸"に寄与することであろうと思われる。日本体力医学会会員は医療機関所属の医師等医療従事者ばかりではなく、運動・スポーツ、体力医学、栄養学等の研究者や運動指導実践者など非医療従事者が多くを占め、高齢者の"健康寿命延伸"においては、予防という観点から中高年齢者の運動啓発・実践指導に携わっている会員が多い。一方、有病者に対する運動指導は医療従事者に限定され、心臓や運動器障害者に対する運動は医師や理学療法士らに委ねられる。理学療法士らの教育カリキュラムでは運動生理学や運動療法なども習得されるが、医学部の教育カリキュラムには運動生理学、運動療法および運動処方などはまったく取り上げられておらず、運動療法を実践する運動生理学や運動処方などの基礎知識・技能は正規のカリキュラムでは教えられていないのが現状である。これは、医師のみならず"特定保健指導"に携わる保健師、看護師、管理栄養士なども同様である。一方、厚生労働省指定の種々の運動療法施設や"医療法第42条施設"等において専門に運動指導・運動療法に携わっている健康運動指導士（1万8,071名）や健康運動実践指導士（2万475名）は2017年現在合計約3万8,546名にすぎず、日本スポーツ協会公認スポーツ指導者数52万6,728名（2017年）に比べはるかに少ない。

　そこで、日本体力医学会では医師のみならず、運動を中心とした国民の健康・体力増進および病気の予防に携わる運動実践指導者、管理栄養士、保健師、看護師、薬剤師、臨床検査技師等を対象に、"スポーツ医学研修会"を開催してきており、2018年8月には第29回の研修会を終了した。また、1998年には日本体力医学会学術委員会監修による『スポーツ医学－基礎と臨床－』（朝倉書店）を刊行し、正規のカリキュラムにおいて運動生理学、運動処方および運動療法の知識・技能を習得してこなかった人たちへの教本として提供してきた。

　本書『医師・コメディカルのためのメディカルフィットネス』は、医師や理学療法士、保健師、管理栄養士等のコメディカルに対する教本として刊行した。本書の特徴は、運動生理学の基礎知識や運動処方をベースとし、高齢者特有の運動器疾患、サルコペニアの予防に必須の骨格筋に関する基礎知識から実践的トレーニング効果まで、高齢罹患者の多い慢性閉塞性呼吸器疾患（COPD）に対する運動の効果、肝疾患、腎疾患および腫瘍・免疫疾患に対する日常生活における運動の有益性など、について述べられていることである。

日本医学会第39分科会（一社）日本体力医学会理事長　鈴木政登

推薦の言葉

　現代のわが国は、世界に先駆けて超高齢社会に突入しており、増大する医療費・介護費が大きな課題となっております。そして、高齢者の日常生活に制限のある期間を減らす取り組み、いわゆる「健康寿命の延伸」が重要な国策の一つに挙がっています。同時に、糖尿病等の生活習慣病にかかったとしても、その重症化を防ぐとともに、自分らしく生活するという、QOLの維持・向上の考え方も重要となっています。

　そうした状況において、生活習慣病の一次予防ならびに重症化予防に向けて、運動の果たす役割はいままで以上に大きなものとなっています。日本医学会は本年度の155回日本医学会シンポジウムにおいて「超高齢社会における医療の取り組み―ロコモ・フレイル・サルコペニア―」を取り上げました。運動の実践は、メタボリックシンドロームやロコモティブシンドローム、フレイル、認知症など、生活機能の低下をもたらすリスクを軽減し、健康の維持・増進に寄与することが示されており、健常者・生活習慣病患者に対して、安全で効果的な運動の実践を広く普及啓発することが重要といえます。

　本書は、日本医学会の分科会である日本体力医学会に所属し、国内外で活躍しているベテランの研究者・医師・コメディカルが執筆したものです。運動の効果とメディカルフィットネス（体力つくり）の実際、運動処方箋の基礎等を皮切りに、骨格筋の生理学や筋力の測定・評価、肥満・糖尿病・脂質異常症・痛風といった「代謝内分泌系疾患」、高血圧・急性冠症候群・慢性心不全・脳卒中といった「心臓循環器系疾患」、さらには、「呼吸器系疾患」「肝臓・腎臓疾患」「腫瘍・免疫疾患」について詳細に解説されています。

　国民の長寿化に伴い生活機能保持のためのメディカルフィットネスがますます重要視されてきており、医師やコメディカルにとって、本書は必携の良書と思います。

一般社団法人日本医学会連合／日本医学会　会長　門田守人

目次

序論 —本書発行の経緯— ……………………………………………… 2

推薦の言葉 ……………………………………………………………… 5

第1章　総論　運動の効果とその限界　　9

　メディカルフィットネスとは …………………………………… 10
　メディカルフィットネスの実際例 ……………………………… 15
　虚血性心疾患に向けたメディカルフィットネス ……………… 19
　運動処方の基礎 …………………………………………………… 24
　運動処方の実際 …………………………………………………… 33

第2章　サルコペニア　　41

　骨格筋の生理学 …………………………………………………… 42
　骨格筋量の測定と評価 …………………………………………… 47
　筋力の測定と評価 ………………………………………………… 51
　筋力トレーニング ………………………………………………… 56

第3章　代謝内分泌系疾患　　63

　肥満 ………………………………………………………………… 64
　糖尿病 ……………………………………………………………… 70
　脂質異常症 ………………………………………………………… 77
　痛風 ………………………………………………………………… 81

第4章 心臓循環器系疾患　　89

- 高血圧 ··· 90
- 急性冠症候群：不安定狭心症、急性心筋梗塞 ······························ 95
- 慢性心不全 ·· 100
- 脳卒中 ··· 106

第5章 呼吸器系疾患　　113

- 慢性閉塞性肺疾患 ·· 114
- 喘息（含COPD） ·· 120

第6章 肝臓・腎臓疾患　　125

- 肝疾患 ··· 126
- 腎臓疾患：慢性腎臓病（CKD） ·· 132

第7章 腫瘍・免疫疾患　　139

- 大腸がん ·· 140
- 乳がん ··· 146
- 自己免疫疾患 ··· 150

執筆者一覧 ··· 156

第1章

総論 運動の効果とその限界

- メディカルフィットネスとは
- メディカルフィットネスの実際例
- 虚血性心疾患に向けたメディカルフィットネス
- 運動処方の基礎
- 運動処方の実際

メディカルフィットネスとは

POINT

- メディカルフィットネスの対象範囲は、アスリートから軽度・重度の有疾患者まで幅広い。
- 超高齢社会においては、メディカルフィットネスを担う医師やコメディカルの役割の重要性が増している。
- フィットネスを通じて、幅広く地域住民の生きがいや幸せを考え、QoLを良好に保持する働きかけが重要である。

フィットネスの解釈

　フィットネスとは、健康獲得行動を起こすための基礎体力または健康獲得行動と定義できよう。1980年代あたりまでは、「フィットネス＝体力」という認識が一般的であったが、21世紀に入ってからは、「広辞苑」においてフィットネスは"健康増進のため各種の身体運動を行うこと"と説明されるように変わってきた。このように、メディアの影響を受けながら、いまや国民の多くは「フィットネス＝筋骨格系や心肺系を積極的に働かせて汗を流す運動（エクササイズ）または体力つくり」ととらえている。具体的には、骨強度や筋力の強化、全身持久力（最大酸素摂取量）の増高、体脂肪量の減少などを企図して取り組む体力つくりと言えよう。

メディカルフィットネスの定義

　メディカルフィットネスとは、①メタボリックシンドロームやロコモティブシンドローム、フレイルティ（frailty）に該当する不健康者・半健康者に対して主に医療機関などで行われる、高精度の体力つくり支援（precision medicine to prevent frailty, made-to-order fitness）、そして②フィットネスクラブなどで主に健康者へ提供されるlife enjoyment（またはsmart life）のサポートと考えている。最近は健康者でも運動の前後や運動中に心拍数や血圧をチェックしたり、血管スティフネス、動脈血酸素飽和度、血糖値などを測定することが増えている。このように、元気長寿に向けた個人の覚醒と他者の支援による双方向の健康獲得行動の継続により、元気長寿効果が高まると言えよう。
　肥満や高血糖、高血圧などを改善するためのダイエット指導[1]、そのようなダイエット＋エクササイズ[2]、不整脈の出る人に向けた薬物療法＋安全なエクササイズ、心筋梗塞や脳卒中、

パーキンソン病などの患者に向けた安全かつ効果的なエクササイズ、さらには血液透析患者や脊髄損傷患者、がん患者にもエクササイズが効果的に運用されるべきと考える。重症の腰痛・膝痛・肩痛などを抱えているアスリートに対しては忍耐力のいる地道なリハビリテーションが必要となるが、これもメディカルフィットネスの範疇である。

メディカルフィットネスの対象範囲は、アスリートから軽度・重度の有疾患者まで幅広い。スポーツ選手でも一般の高齢者でも腕や脚を骨折してしまった場合、健常肢を使った運動や負傷肢への適当な振動刺激（Power Plate）により、負傷肢の回復が早まる[3]。アメリカでは、歩行速度が速いほど、また歩行量が多いほど、心房細動の発生率が低かったという研究報告もある。確かなエビデンスではないが、こういったことを追究していくこともメディカルフィットネス分野の主要課題だと考える。

健康づくり指導者・コメディカル

健康づくり関係の指導者資格の種類が多い中、いまなお新たに認知症予防やサルコペニア予防を企図して資格事業が次々に起きている[4]（表1）。また、結果にコミットする能力の高さ

表1　メディカルフィットネスに従事ないし関与が考えられる職種（順不同）

運動指導系	健康運動指導士、健康運動実践指導者：健康・体力づくり事業財団認定資格 アスレティックトレーナー：日本スポーツ協会認定資格 ヘルスケア・トレーナー、ヘルスケア・リーダー：中労災防止協会認定資格 高齢者体力つくり支援士（マスター、ドクター）：体力つくり指導協会認定資格 健康科学アドバイザー：日本体力医学会 健康マスター：日本健康生活推進協会 音楽健康指導士：日本音楽協会 サルコペニア・フレイル指導士：日本サルコペニア・フレイル学会 生活習慣病改善指導士：日本肥満学会 糖尿病療養指導士：日本糖尿病学会
診療技術系	理学療法士、作業療法士、臨床検査技師、診療放射線技師など
診療系	医師、歯科医師、薬剤師 スポーツドクター、スポーツデンティスト、スポーツファーマシスト 日本医師会認定健康スポーツ医、日本整形外科学会認定スポーツ医など
看護系	看護師、保健師、助産師、准看護師、健康運動看護師（健康スポーツナース）
栄養系	管理栄養士、栄養士、食生活改善推進員、スポーツ栄養士、ダイエットリーダー（土浦市）
心理系	臨床心理士、精神保健福祉士、ストレスマネジメントファシリテーター、ユマニチュード実践者 シナプソロジー、コグニサイズ実践者、スクエアステップ指導員
介護福祉系	社会福祉士、介護支援専門員（ケアマネジャー）、介護福祉士、介護士など 介護予防指導士：日本介護予防協会、介護予防運動指導員：東京都健康長寿医療センター研究所
伝統療法系	はり師、きゅう師、あん摩マッサージ指圧師、柔道整復師
教育系	健康スポーツ分野や予防医療関連分野の指導者・研究者など
事務系	医療事務員、経理事務員、総務・庶務担当事務員、経営管理者など
産業系	運動機器メーカー、スポーツ飲料メーカー、スポーツウエアメーカーなど
その他	ヨガ系10種類以上、ストレングス系10種類以上、コンディショニング・ストレッチ系10種類以上

（出典）参考文献4）を筆者が改変

は別にして、食生活改善推進員よりは栄養士、栄養士よりは管理栄養士、そして健康運動実践指導者よりは健康運動指導士が優遇される時代である。いくつかの医学会は、そこから付与される資格を妄信的に最も高く評価しているように見える。実情は、指導経験が豊富で、能力が備わっていて、確かな効果が出せても、保有資格が制度や事業の主旨に合致しなければ活躍できないしくみになってしまっている。これは技量を見ずに資格だけから指導者を分別していること（一種の制度ハラスメント）になるが、自治体や医療機関はそのモラルハザードに気づいていないのかもしれない。

　資格取得時には10年、20年も先のことを見通しているわけではないため、不運と言わざるを得ないが、そういった人に特有のハンディを帳消しにする手立てを考案する働きかけ・改革も必要であろう。ある特定の資格を有していなければ、患者の生活機能支援に携わることができないという制度は、特にフィットネス分野に限っては再考が必要なのではなかろうか。高齢化が進み、容易に外出できない虚弱者や病人が増加の一途にある中、家族や周囲の支えの下、自宅においてもメディカルフィットネスを積極的に実践していくべき時代と言えよう。ちなみに、日本体力医学会は専門知識に長けた健康科学アドバイザーなる資格を付与している。在宅医療が進む将来においては、日本健康運動看護学会が育成している健康運動看護師（健康スポーツナース）への期待も大きい（表1）。

フィットネススペシャリストに統一化する提案

　筆者はかねてより、フィットネススペシャリストという呼称、ならびにカッコつきで専門性を明記することを提言してきた。どの専門家も守備範囲は限られており、他の専門家との連携によって良質の健康支援やメディカルフィットネスが実現できるものと考える。地域住民やクラブの会員、病院の患者にとって、指導者の専門性を把握できることは有益なはずである。フィットネススペシャリストA（健康運動指導士）やフィットネススペシャリストB（高齢者体力つくり支援士マスター）、メディカルフィットネススペシャリストA（理学療法士、健康運動実践指導者、CEPjapan＝仮称）、メディカルフィットネススペシャリストB（健康運動看護師、管理栄養士）などの呼称が普及し、国民の元気長寿・健幸華齢（successful aging）に向けて指導者の社会的台頭が促進される社会システムの醸成を期待する。その結果、地域や職域の健康課題に対して、資格の種類や格付けにとらわれず、健康支援・介護充実のチームとして積極的に取り組む活動が展開できることを願う。

虚弱化、要介護化、低栄養予防の重要性

　加齢（老化、エイジング）は不可避的な生理的現象[5]（図1、表2）であるが、近年、アンチエイジングに取り組んでいる人が多い。心が動けば（健幸華齢へのスイッチが入れば）、体は動くものである。元気高齢者の実態、障害者のパワーあふれるアクティブな姿に目を向けてみよう。義肢をつけて走り高跳びや走り幅跳びを楽しむ障害者、下半身麻痺の状態で車いすレースに出場する人、視覚障害でありながらフルマラソン、サッカー、ゴルフ、ボウリングなどを楽しむ人たちもいる。

第1章 総論 運動の効果とその限界

図1　老化促進循環説

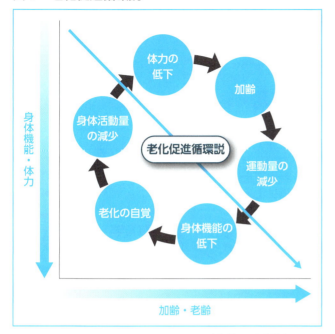

（出典）田中喜代次、2001

表2　生理的機能の老化
（30歳から70歳にかけての変化）

生理的機能		変化率	
作業能力		25～30 %	↓
心拍出量		30 %	↓
最高心拍数		24 %	↓
血圧	収縮期	10～40 %	↑
	拡張期	5～10 %	↑
呼吸機能	肺活量	40--50 %	↓
	残気量	30～50 %	↑
基礎代謝		8～12 %	↓
筋系	筋量	25～30 %	↓
	握力	25～30 %	↓
神経伝導速度		10～15 %	↓
柔軟性		20～30 %	↓
骨密度	（女性）	25～30 %	↓
	（男性）	15～20 %	↓
腎機能		30～50 %	↓

（出典）参考文献5）より引用

　そういった現実をしっかりと認識することで、脳卒中や軽度の認知症になった人、がんが見つかった人たちも、二次予防に向けて気丈に生きていく気持ちのパワーがわいてくるものと思う。メディカルフィットネスにいそしむ医師やコメディカルの役割は、その気力を上手に喚起することであろう。低栄養状態にはくれぐれも留意しながら、老いに輝きがもたらされるスマートな生き方（老い方・人生の閉じ方）支援の醸成を期待してやまない。

討論

　フィットネスの効果を医療費抑制や検査値改善の程度に依拠して見るのではなく、幅広く地域住民の生きがいや幸せを考え、QoL（体の質、生活の質、人生の質）を良好に保持するために有効な一手段として位置づける働きかけが重要ではないだろうか。そのような働きかけが累積した結果として、生活習慣病予防策や要介護化防止策、さらには一病息災（元気長寿）のための有効策が見つかるであろう。メディカルフィットネスを含む健康支援・要介護化抑制の課題は、国民に対して適切な生活行動の習慣化を自覚するよう上手に導き（個の覚醒）、そのうえで国民が適切な行動変容に向けて主体的に、かつ着実に実践していけるようサポートし（家族や職場仲間の覚醒）、そのしくみを地域に根づかせることであろう（地域の覚醒）。
　巧みなコミュニケーションスキルと専門知識をもったリーダーシップの発揮の下、日本各地の地方自治体や医療機関に向け、さらには海を越え韓国や中国などの医療・保健福祉行政にも役立つノウハウをメディカルフィットネス分野から発信していけることを切に願う。メディカルフィットネスを通して、患者の終末期対応（寝たきり防止）、満足死、家族の負担軽減につ

ながる理学療法、良質のリハビリテーション、効果的な医療体育のあり方を模索していかねばならない[6]（図2）。

図2　日常生活機能障がい（要介護化）の防止と介護の充実

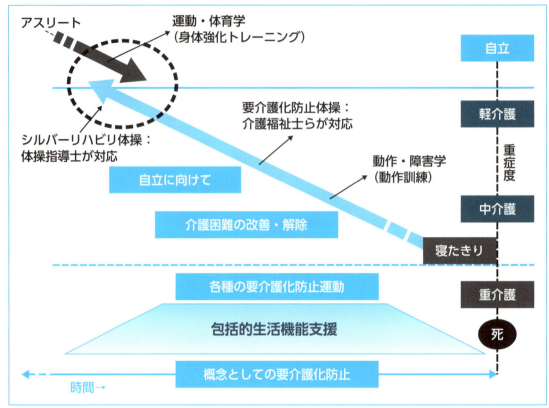

（出典）参考文献[6]を筆者が改変

結語

　メディカルフィットネスの醸成は、科学と感性の両輪によって可能となろう。科学偏重ではなく、国民やコメディカルを交えながら、日本（アジア）特有の感性に基づく生き方（＋死に方）支援策の創出が望まれる。世界から受け入れられる健康支援のあり方を日本（アジア）が発信していくためにも、メディカルフィットネスのさらなる発展が必要である。ハンディを有する人が現状を受容して輝いているように、元気高齢者も有病高齢者も老化を受け入れ（従病の精神）、輝き続けてほしい。

〔参考文献〕
1) 田中喜代次, 大蔵倫博：スマートダイエット［改訂版］, 社会保険研究所, 2012.
2) 田中喜代次, 田畑泉：エクササイズ科学—健康体力つくりと疾病・介護予防のための基礎と実践, 文光堂, 2012.
3) 戸澤明子：アクセラレーショントレーニングハンドブック—科学, 原理, 効果, ナップ, 2011.
4) 田中喜代次, 太田玉紀, 新庄信英監修：メディカルフィットネスQ&A, 社会保険研究所, 2014.
5) Smith EL: Exercise in the elderly to prolong and improve the quality of life. p. 259-265, Future Directions in Exercise and Sport Science Research,（eds.）Skinner, JS et al., Human Kinetics, 1989.
6) 大田仁史：シルバーリハビリ体操指導士養成講習会テキスト, 日本健康加齢推進機構, 2018.

第1章 総論 運動の効果とその限界

メディカルフィットネスの実際例

POINT

- メディカルフィットネスの施設の中に、医療法人の附帯事業として行われる医療法第42条施設がある。
- メディカルフィットネスの意義は、「個別性、安全性、有効性」である。
- メディカルフィットネスは、多種の専門職の協働で成り立っている。
- 厚生労働省が定める指定運動療法施設で、生活習慣病の治療のための運動を実践すると、施設利用料が医療費控除の対象となる。

運動療法を提供できる場

　メディカルフィットネス施設と見なされる施設の中に、医療法人が附帯事業として行っている疾病予防運動施設が存在している。これは、医療法第42条第4項に基づいているため、「42条施設」と呼ばれている。開設の認可が都道府県レベルで行われていることから、全国における施設数を含めたその実態は明らかではないが、生活習慣病の対策の場としての価値を見いだし新設に向かう医療法人が増えてきている。

　医療法第42条施設がある程度の実績を重ねると、厚生労働省が定めている運動型健康増進施設の認定取得をめざすならば、その申請を行うことが可能となる。運動型健康増進施設の認定を受け、さらに望むならば指定運動療法施設となる道が開かれる。指定運動療法施設では、生活習慣病罹患者が治療のために運動実践を行った場合、その施設利用料が医療費控除の対象となるという利点がある（所得税法第73条）。

　本項では、筆者が日本メディカルフィットネス研究会の活動を通じて得たわが国のメディカルフィットネスに関する知見に、医療法第42条施設であるメディカルフィットネスの自験例を添えて報告する。

メディカルフィットネスの対象と意義

　メディカルフィットネスでは、運動指導はもちろんのこと、健康診断・栄養指導・保健指導などの医療的なサービスも併せて受けられるのが特徴である。生活習慣病の予防・対策のみならず、手術後の体力回復をしたい人をはじめ、さまざまな疾患を有する人も利用が可能である。そのため、スポーツパフォーマンスの向上をめざす人から、保険診療でのリハビリを終え

た後の自主的な運動を望む人、そして、体力を維持して介護予防を目的とする人まで、メディカルフィットネスが対象とする範囲は広い。

このように利用者の体力レベルが異なり、ある程度のリスクを擁している場合も、メディカルフィットネスの現場では対応している。それは、メディカルフィットネスの意義が、「個別性、安全性、有効性」にあるからと筆者は考える（表1）。個別性とは、個人の身体特性や目的に対応した内容の運動が、個人の体力や健康状態に適した方法で実践されることである。安全性とは、運動の強度や時間、頻度などに安全配慮がなされていることと、運動を実践する際に医療的サポートを伴っていることを意味する。有効性とは、医学的観点に基づいて運動することで効果が生まれることと、確認された運動効果を医学的根拠として個人にフィードバックできることである。実際に利用者から「自分に合った運動がしたい」「ここなら安心して運動できる」「効果がどう出ているか知りたい」と異口同音で発せられている。

表1　メディカルフィットネスの意義

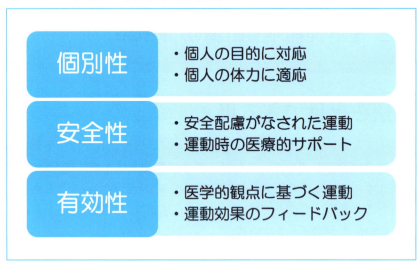

メディカルフィットネスにおける多職種協働体制

施設によって配置されるスタッフの職種は多少異なるが、必須である運動指導者に加えて、おおむね理学療法士、作業療法士、管理栄養士、看護師・保健師、医師、臨床検査技師、放射線技師、薬剤師、臨床心理士、社会福祉士などの専門職が、メディカルフィットネスに従事ないし関与している（11頁の表1）。利用者の多様なニーズにこたえ、安全かつ効果的なサービスを提供するためにも、チーム医療的な多職種協働体制で指導にあたることが望ましい。

運動指導者の資格として、健康・体力づくり事業財団認定の健康運動指導士ならびに健康運動実践指導者を、ほとんどの施設で配置している。前者は運動型健康増進施設の、後者は指定運動療法施設の申請時に必須の資格であり、一人でその両方の資格を保持している者もいる。理学療法士や管理栄養士などの専門職が健康運動指導士も取得して従事している施設もあり、一人で複数の専門資格を保有しているケースもしばしば見受けられる。

メディカルフィットネス施設の実際

　自験例であるメディカルフィットネスCUOREでのオーダーメイド・フィットネスのフローを図示した（図1）。個別性、安全性、有効性を実現すべく、すべての利用者にカウンセリングとメディカルチェックを行ってリスクを洗い出し、チーム医療的多職種協働体制で利用者の健康管理にあたっている。

　まず、利用者の利用の目的や治療中の疾患について確認し、かかりつけ医がいる場合は運動の許可を得る。運動開始前のメディカルチェックとしてCUOREでは、身体計測、体組成測定、体力測定、血圧、安静時心電図、運動負荷試験、呼吸機能、骨密度、胸部X線、内臓脂肪CT、血液・尿検査を行っている。医師は診察時に検査結果を説明し、健康状態に応じた運動処方箋を発行する。それに基づいて健康運動指導士が、有酸素運動とレジスタンス運動からなるプログラムを個別に作成する。利用者はその運動プログラムに沿って運動を実践する。必要に応じて栄養指導や保健指導を行い、利用者から希望があれば、随時健康相談にも対応している。運動効果の判定には、体組成測定、体力測定、血液検査やCTによる内臓脂肪推定の結果を用いている。利用者が次なる目標に向け楽しく継続できるようプログラムの見直し修正も行う。多職種によるカンファレンスで運動プログラムやリスクについて検討し、スタッフ間で日々の情報を共有して指導にあたっている。利用者が体調不良の際には、医師をはじめとする医療スタッフが診療対応している。

　また、メディカルフィットネスが運動療法の実践場として医療の一端を担えるよう、地域の医療機関との連携にも取り組んでいる。近隣の診療所からの紹介で生活習慣病患者の運動療法の実践をCUOREが担当する事例も多々ある。

図1　CUORE オーダーメイド・フィットネス

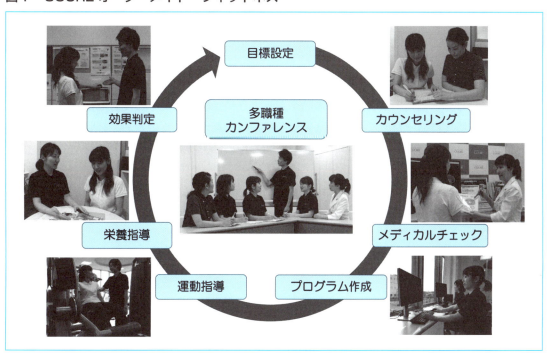

医療費控除のしくみ

　厚生労働省は指定運動療法の制度を1992年に開始し、その施設利用料を医療費控除の対象として認めている。生活習慣病を有する施設利用者が、医療費控除を受けるしくみを図にした（図2）。

　高血圧症、糖尿病、脂質異常症などの生活習慣病で通院している患者（施設利用者）が、かかりつけの主治医から治療のため運動するよう指示を受け、指定運動療法施設で医師（日本医師会認定の健康スポーツ医）が発行する「運動処方箋」に基づき、おおむね週1回以上の頻度で8週間以上にわたって運動を実践すると医療費控除の要件

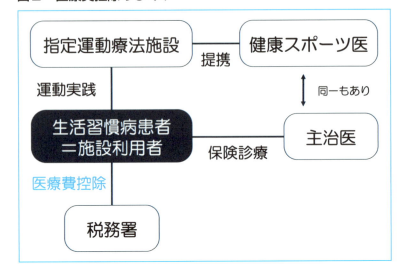

図2　医療費控除のしくみ

が満たされる。かかりつけの主治医が運動処方を行うことも可能である。

　2018年11月現在、全国で220の指定運動療法施設があるが、この制度が国民に周知されているとは言い難く、健康スポーツ医との連携や運動処方箋の発行も含めて施設認定のメリットがいまなおあいまいである。国がこれらを明確にして推進することを願うとともに、それぞれの現場で活発な取り組みを展開していくことに期待したい。

メディカルフィットネスの課題と今後

　施設の経営母体・規模・業務形態に違いがあるように、医療的関与の度合も施設によって異なる。現行の制度に沿った営業のみでは確かな利益につながりにくいため、経営存続に苦慮している施設もまれではない。施設経営の安定を図るために、美容やスパなどの付加的な機能を備えている施設もある。

　地域のニーズに即し、運動を安心して楽しく実践できる場としてメディカルフィットネスが有効活用され、国民の健康寿命の延伸や医療費の抑制に貢献していくことが大切であると考える。

〔参考文献〕
1) 田中喜代次, 太田玉紀, 新庄信英監修：メディカルフィットネスQ&A, 社会保険研究所, 2014.
2) 川久保清, 津下一代他：国民が運動・健康スポーツを通じて健康寿命を延ばすための仕組みづくり, 日本医師会健康スポーツ医学委員会, 2016.
3) 澤田亨：運動型健康増進施設の現状把握調査, 厚生労働科学研究, 2018.

第1章 総論 運動の効果とその限界

虚血性心疾患に向けたメディカルフィットネス

POINT

- 虚血性心疾患に対する運動は、特別な事情（禁忌の理由）がない限り、推奨されるべきものである。
- その運動は、有酸素運動（持久力の回復）とレジスタンス運動（筋力の回復）とストレッチ（柔軟性・関節可動域の回復）などを組み合わせた包括的なものである。
- 運動の体力回復効果は1年後あたりにおおむねピークとなるが、6か月でピーク値の8～9割程度、3か月で6～7割程度、1か月半でも4～5割程度にまで回復する。
- 運動の習慣を断てば、得られた効果のほとんどが6か月後あたりに消失してしまう。

はじめに

　東取手病院では1989年に、狭心症や心筋梗塞などの虚血性心疾患をはじめ、高血圧症、糖尿病、高脂血症（脂質異常症）、脳血管疾患、パーキンソン病、慢性閉塞性肺疾患などの患者に向けた病院内監視型運動教室（つくばヘルスフィットネス〈THF〉教室）を立ち上げ、今日に至るまで約30年間、教室運営を継続している。教室参加者の年齢、教室担当者のカリキュラム、教室内の設備などが徐々に変化してきているため、時系列的にメディカルフィットネスの実際例を紹介する。

　第1期は、1989～1999年とした（表1）。
　第2期は、2000～2009年とした（表2）。
　第3期は、2010～2019年とした（表3）。

定義、病態

　（公財）日本心臓財団によると、「虚血性心疾患」とは冠動脈が動脈硬化などの原因で狭くなったり、閉塞したりして心筋に必要とされる血液が行かなくなること（心筋虚血）によって

起こる疾患と定義されている。

　冠動脈が動脈硬化などで狭くなり、血流が不足すると、胸に違和感（圧迫感、呼吸困難感、胸痛など）を覚える。これが狭心症である。運動すると血液の需要が増え、狭心症の症状が出現しやすい。

　心筋梗塞とは、動脈硬化が進み、何かの原因で血管内のプラークが破れ、冠動脈の血管内にできた血栓が完全に詰まって心筋に血液を供給できなくなった状態をいう。

　不安定期を過ぎた狭心症や心筋梗塞急性の場合、運動が慎重に指導されるべきであるが、慢性維持期の心筋梗塞の場合、運動が積極的に推奨される。

表1　THF取手教室運動プログラム
（第1期：1989〜1999年）

10分	ウォーミングアップ
20〜30分	エルゴメーター（固定式自転車またはトレッドミル）利用の有酸素運動。心拍数・RPEを連続監視、血圧は定期的に監視
30〜40分	ウォーキング、PACEマシン利用の筋トレ、ステップエアロ 病院敷地内または外の公園でボール運動、自重利用の筋トレ うんどう遊園内の器具を利用した運動、平衡性・柔軟性の運動
10分	クーリングダウン
10分	食生活に関するミニ講話（塩分、糖質、脂質、節酒、摂取エネルギー量など）

表2　THF取手教室運動プログラム
（第2期：2000〜2009年）

10分	ウォーミングアップ
20〜30分	エルゴメーター（固定式自転車またはトレッドミル）利用の有酸素運動。心拍数・RPEを連続監視、血圧は非定期的に監視
30〜40分	ウォーキング、自重利用のレジスタンス運動 病院敷地内または外の公園でボール運動 ボールエクササイズ、平衡性・柔軟性の運動
10分	クーリングダウン
10分	食生活や内服薬に関するミニ講話 ストレスコーピング

表3　THF取手教室運動プログラム
（第3期：2010〜2019年）

ウォーミングアップ　ストレッチ　10〜15分
メインプログラム　表1、2参照　60〜70分
クーリングダウン　ストレッチ　10〜15分　計90分

メインプログラム例（第3期）

運動	主なねらい
自重による筋力トレーニング（主に下肢）	S、B、F
セラバンド・スポバンド・ダンベル使用の筋力トレーニング	S、B、F
ボールエクササイズ	F、C、B、S、R
キャッチボール（リズム・高さ・投法をアレンジ）	F、C、B、R
スクエアステップエクササイズ	F、C、B、R、E
エアロビクス（ローテンポ、簡単なステップ）	C、R、E
太極拳	F、C、B、S
ヨガ	F、C、B、S
ピラティス	F、C、B、S
タンデム歩行じゃんけんゲーム	F、C、B、R
風船玉入れ・風船リフティング	F、C、B、R
ゴム輪くぐり	F、C、B、R
脳トレ1　手足の左右や上肢と下肢で異なる動き	F、C、R
脳トレ2　童謡に合わせた脳トレ1	F、C、R
脳トレ3　パターン記憶の再現	F、C、R
歩行アレンジ（上肢・リズム・歩幅や方向のアレンジ）	F、C、B、E

F：ファンクショナルトレーニング／C：コーディネーショントレーニング／B：バランストレーニング／S：筋力トレーニング／R：レクリエーション／E：持久力トレーニング

臨床的な考慮事項・運動指導に関する考え方

（1）運動の種目

　医師から運動制限を受けているペースメーカー埋め込み症例、虚血性心疾患の有無、腰痛・膝痛・股関節痛といった整形外科的傷害の有無、運動への関心度、年齢、肥満度（BMI）などに応じて運動の種目を調整する。服薬による薬物療法、心のケア（心理療法）、レシピの提供（食事療法）などを優先し、運動の本格的な実践はその後に回す選択肢もある。運動を導入する場合、初期においては固定式自転車エルゴメーター運動やウォーキング、水中歩行、リズム体操、卓球などの有酸素運動が推奨される[1]。

　体力が回復してきて、心筋梗塞などの再発リスクが低いと推察できる場合、ステップエアロ、軽いジョギング、水泳、テニス、レジスタンス運動、ボール運動などを実践してもよいだろう。運動やスポーツの実践に伴って発生しやすい整形外科的傷害の確率を低減させるには、運動強度を中程度までにとどめるとともに、1種目よりは複数種目を実践するのがよい。複数の有酸素運動と複数のレジスタンス運動と多種類のストレッチや体を緩める呼吸法を組み合わせることで、体力改善や身体機能の回復において大きな効果が期待できる[2,3]。

（2）運動の強度

　主観的運動強度（RPE）の尺度で「楽である」（Borg scaleの11：低強度）から開始し、徐々に「ややきつい」（13：中強度）へ高めていくのがよい[3,4]。運動中の中盤または後半に一過性に強度を高めることで、体力が高まる。その目安は「ややきつい」（13）から「きつい」（15）あたりである。運動技能とともに、体力や身体機能は強度依存的に高まるが、高強度（15以上）は循環器系や関節への負担を大きくすることに留意しなければならない。RPEが15以上での運動は、一過性にとどめるべきである。なお、心拍数を上げすぎると、拡張時間の短縮などにより、血流の促進が抑制され得るため、短時間（数十秒から数分）に留めることが望ましい。

（3）運動の時間

　エネルギー消費量は、運動時間が長いほど増える。1回の運動教室の開催時間が90分とすると、ウォーミングアップとクーリングダウンに20分、有酸素運動またはレクリエーションに40～50分、レジスタンス運動に20～30分かけることが一般的である[3,4,5]。長時間にわたる運動教室への参加を定期的に続けていくと、最高酸素摂取量、換気効率、心機能などが改善しやすい一方で、整形外科的傷害の発生リスクが高まることに留意しなければならない。

　運動時間が30分未満などのように短いと、エネルギー消費量は少なくなり、期待する減量効果や体力増大効果を得にくい。したがって、運動時間が短い場合、ウォーキングのような単調な運動の実行とともに、運動技能や体力を高めるような工夫を凝らすことが望ましい。たとえば、インターバルジョギング（1～2分のジョギング＋3～4分のウォーキング）を2～3セット（10～15分）行うことは有益である。また、運動時間が短い場合、かつ体調が良好で医師から特別な注意を受けていない場合、運動強度を高めに設定することで、エネルギー消費量や体力面への効果が期待できる。

（4）運動の頻度

・1日1回の場合、週1～7回の頻度となる。少なくとも週に3～4回は実践する。ウォーキングのような低強度運動や体操、ストレッチ・呼吸による体のこわばり緩和などであれば、毎日、実践してもよい。
・1日に2回（朝と夕など）の場合、週2～14回の頻度となる。
・専門家による運動教室の開催頻度は、一般的に週1～3回である[5]。

（5）運動時の留意点

・屋内で運動する場合、接触や転倒による外傷・骨折を防がなければならない。
・屋外でウォーキングする場合、自動車や自転車との接触事故を防がなければならない。
・屋外でボールを利用する場合、転倒による骨折を防がなければならない。
・どのような運動を行うにしても、足関節、膝関節、腰部、股関節などに傷害が発生しないよう留意しなければならない。
・トラブルを起こさないためには、表3に示す包括的な運動プログラム[5]が理想的である。

食事指導の有益性と限界

　体重管理のために、食事指導は必須である。栄養バランスを良好に保ちつつ、エネルギー摂取量を抑えることで減量効果が高まる。一般的には高たんぱく質、低脂質、低糖質の食事が推奨される。ただし、食事指導のみによる減量では、当然のことながら体力は向上しない。食事指導による減量後でもよいので、運動を習慣化し、体力を高めることで、リバウンド（リゲイン）することなく、減量後の体重を維持できる可能性が高まる[2]。なお、低栄養の防止にも留意が必要である。

服薬時の留意点

・自己判断での服薬調節は避けるほうがよい。
・運動を行う旨を主治医と相談して留意事項を確認する。
・血圧や心臓の定期内服薬は原則として"その日の状態"で調節せず、一定の内服習慣を守る。
　なお、個別には、降圧剤や狭心症の薬の中には血管拡張作用をもつものが多いので、脱水に注意する。血液凝固を抑制する薬剤（俗にいう血液サラサラ系の薬剤）を服用している場合、運動時の転倒や衝突による外傷、歯の治療（抜歯など）に注意する。出血が止まらないこともある。狭心症や不整脈に使用される薬剤βブロッカーは、心拍数が通常より上がらなくなるので、運動負荷量を決める際に、その点を勘案する必要がある。服薬による副作用として低血糖、低血圧、筋弛緩、認知機能の低下がまれに起こるので、教室終了時に服薬に関するミニ教育や脳トレ[6]などを行うのもよい。

実践例（個人・集団）

　48歳で心筋梗塞を発症した。2人の兄も50歳台で心筋梗塞を発症していた。その後、たばことアルコールをきっぱり断ち、サイクリングとボウリングを習慣化するようになった。ボウリングは75歳のいまも継続中である。駅の階段を急いで駆け上がったときなどに胸が息苦しくなることもあるが、ニトログリセリン（舌下錠）の内服で快方に向かうため、この薬は常に携帯している。50歳ごろに日常的に運動を実践することの重要性を認識して以来、25年間にわたり、日常生活の中にウォーキングや階段歩行、自転車、そして特にボウリングを実践している。

〔参考文献〕
1) 田中喜代次, 牧田茂：中高年者のための病態別運動プログラム, ナップ, 2010.
2) 田中喜代次, 田畑泉：エクササイズ科学―健康体力つくりと疾病・介護予防のための基礎と実践, 文光堂, 2012.
3) 田中喜代次, 渡邊寛, 檜山輝男ら：冠動脈硬化性心疾患患者の活力年齢および院内個別監視型運動療法の効果, 動脈硬化, 20：597-603, 1992.
4) 竹田正樹, 田中喜代次, 浅野勝己ら：Lactate Thresholdを用いた冠動脈疾患患者用の運動プログラムのあり方, 呼吸と循環, 41：999-1003, 1993.
5) 染谷典子, 田中喜代次：フレイルティの進行抑制を企図したフィットネスプログラム（未発表資料）, 2019.
6) 田中喜代次, 小貫榮一：スマート脳トレ, 騒人社, 2016.

運動処方の基礎

> **POINT**
> - 「健康チェックシステム」による検査・測定、問診等を用いて、運動処方を得る。
> - 運動負荷試験に関しては、禁止条項や承諾書を確認したうえで行う。
> - 「体力テスト」を用いて体力レベルを把握する方法を押さえる。

運動処方

(1) 運動処方の基本的考え方

　"健康・体力づくり"のためには、運動の効果を十分に引き出す必要があるが、運動負荷条件によっては効果が得られず、時には、"オーバーユース"によるスポーツ傷害をもたらすこともある。このため、個人の体型（肥満度）や体力レベル、年齢や性別、運動習慣、運動環境などを考慮して、目的とする効果を引き出せるよう考えねばならない。医師が問診・聴打診や各種検査データを基に診断し、治療方針（薬物など）を決め、患者に"処方"するのと類似しているため、運動を"処方"する"運動処方"と称している。メディカルフィットネスとは、医学療法に運動の効果を生かすためのもので、医学と運動学の合成用語である。

(2) 健康チェックシステム、運動処方による健康と体力の回復・維持・増進法

　健康と体力の回復・維持・増進のために運動の効果を十分に活用するには、個々人の生理機能や体力レベルに対応させる必要がある。そのためには既往歴や現病歴、栄養状態、体格（形態）、体力（体力の概念に基づいた健康体力と活動体力）、疲労などのあらゆるデータを的確に収集し、スポーツ医科学的な視点から適切に評価しなければならない。健康・スポーツ医科学を中心としたシステマティックな方法として確立されたものが、次項の"健康チェックシステム"である。

健康チェックシステム

　表1の健康チェックシステムにより調査・検査・測定（テスト）、問診、聴打診などをすることで、医学的なアドバイス・処方や安全で効果的に楽しく継続することのできる運動処方とともに医療や運動の効果を支える食生活改善のための栄養処方が得られる。

第1章 総論 運動の効果とその限界

表1 健康チェックシステム

①オリエンテーション ②メディカルチェック 　尿検査、血液検査、胸部X線撮影、浮腫、 　整形外科所見、脈拍、血圧、聴打診、問診など ○精密検査（要・不要） ③形態測定 　身長、体重、胸囲、体脂肪率など ④肺機能検査（拘束性・閉塞性喚起障害） ⑤心電図検査（安静時） ○精密検査（要・不要） ⑥運動負荷試験 　自転車エルゴメータ、トレッドミル 　心電図、血圧、RPE、VO_2 など	○精密検査（要・不要） ⑦体力テスト（心電図を含められるとよい） 　※年齢によりテスト項目が異なる ⑧泳力テスト（水中心電図を含められるとよい） ⑨データ入力 ⑩医師などの専門スタッフによる総合判定 ⑪総合健康・体力診断票の作成 ⑫カウンセリング（運動指導を含む）

運動負荷試験

（1）運動負荷試験の絶対的・相対的禁止条項

　アメリカスポーツ医学会（ACSM：American College of Sports Medicine）が提案した運動負荷試験の禁止条件（絶対的禁忌：重篤な心筋虚血、近時発症の心筋梗塞、不安定狭心症、重篤な症候性大動脈弁狭窄症、急性肺塞栓、肺梗塞、急性心筋炎、心膜炎、解離性動脈瘤、急性感染症など）と禁止の可能性がある条件（相対的禁忌：左冠状主動脈狭窄、中等度の心臓弁狭窄、電解質異常、重篤な動脈性高血圧、頻脈・徐脈性不整脈、肥大型心筋症、神経―筋障害、筋―骨格系障害、関節リウマチ、重度房室ブロック、心室瘤、未治療の代謝障害、慢性感染症など）[1]を、資料を配付して簡単に解説する。運動負荷試験では身体にかかる負荷強度が徐々に高くなるため、既往歴のある者は、その最中に重篤な症状が出て、死と直結する重大な状態に陥る可能性を有している。

（2）運動負荷試験受診のための承諾書

　運動処方とこれに基づいた運動プログラムを作成するために必要なデータは、個人に関する基礎調査やメディカルチェック、形態測定、運動負荷試験、体力テスト、栄養調査などから得られるものである。このため、"インフォームド・コンセント"（説明と同意）、最近では"インフォームド・チョイス"（説明と選択による同意）により、一連の測定を受けるかどうかと、その結果を利用した運動処方と運動プログラムを作成するかどうかを、きちんと説明したうえで、本人主導で判断・選択するよう促し、承諾書に署名・捺印してもらう必要がある。

（3）運動負荷試験（歩・走行速度テストおよび仕事率と心拍数、歩・走行速度、酸素摂取量の相互関係も含む）の理論と実際

　ここでは、自転車エルゴメータによる多段階運動負荷試験と特別体力テストとしての歩・走行速度テストおよびこれらの試験とテストから得られる結果に基づいた仕事率（運動負荷強度）と心拍数、歩・走行速度、酸素摂取量の相互関係について述べる。

1）自転車エルゴメータによる多段階運動負荷試験

　このテストは自転車エルゴメータを使用して行うもので、段階的（階段的）に運動負荷強度を上げながら主観的運動強度を確認し、酸素摂取量や心電図、心拍数、血圧を測定・チェックするものである。このことにより、全身持久力を評価し、心電図の波形や血圧の変化から、心・循環器系の生理的機能を間接的に評価することができる。しかし、ほかのテストと異なり、高い運動負荷強度を身体にかけなければならないため、かなりの危険を伴う。このため、鍛錬された特定のスポーツマンを除き最大強度までは負荷を上げずに、その経過で得られたさまざまなデータから、最大の生理機能を推定する。一般的には、最大下の運動負荷強度までを3段階程度で徐々に上げていく。第1段階は最大運動負荷強度の50±5％、第2段階は70±5％、第3段階は80〜85％程度であり、これを目標に負荷強度を調整する。その最大運動負荷強度の値は、最大酸素摂取量と近い関係にある最大予備心拍数（100％HRreserve）で代用する。その計算方法は、次のとおりである。

　　100％HRreserve ＝（HRmax － HRrest）× 1.0 ＋ HRrest
　　HRmax ＝ 220 － age（Blackburn[2]の式）

とすれば、

　　100％HRreserve ＝（220 － age － HRrest）× 1.0 ＋ HRrest

となる。もし、18歳、HRrest ＝ 60 b/minという条件であれば、

　　100％HRreserve ＝（220 － 18 － 60）× 1.0 ＋ 60 ＝ 202 b/min

となる。

　また、第1段階、第2段階、第3段階の心拍数はそれぞれ次のようになる。

　　第1段階心拍数：
　　（50±5％HRreserve）＝（220 － 18 － 60）×（0.45〜0.55）＋ 60 ≒ 124〜138 b/min
　　第2段階心拍数：
　　（70±5％HRreserve）＝（220 － 18 － 60）×（0.65〜0.75）＋ 60 ≒ 152〜167 b/min
　　第3段階心拍数：
　　（80〜85％HRreserve）＝（220 － 18 － 60）×（0.80〜0.85）＋ 60 ≒ 174〜181 b/min

　自転車エルゴメータでの運動負荷強度は、回転車輪（フライホイール）に、専用のベルトでもって重量負荷（kg）による摩擦抵抗でブレーキをかける方法が一般的である。このようなときの負荷をキロポンド（kp）という単位で表すが、物理的な仕事量としては、1 kpm ＝ 1 kgmであるため、一般的になじみのある"kgm"を自転車エルゴメータによる仕事量の単位として扱っている。また、この回転車輪は、ペダルを1回転させると6 m進むように設定されているため、60 rpmとなるように（電子）メトロノームに合わせてペダルを回転させる（漕がせる）と、1分間で360 m進むことになる。もしこのとき、ベルトにブレーキとして1 kpの重量負荷をかけ続ければ、1分間の仕事率は、

　　1 kp × 360 m/min ＝ 360 kpm/min ＝ 360 kgm/min

となり、時間当たりのエネルギー量（仕事率）として扱えることになる。また、

　　1 watt ≒ 6.120359 kgm/min ≒ 6 kgm/min

であることから、これを

　　60 watt（360 kgm/min ÷ 6 kgm/min）

とも表現することができる。

実際の運動負荷試験では、運動負荷強度に対する心拍数を見なければならない。また、運動負荷強度を設定してから心拍数が安定するまでに少なくとも3分間は必要である。このため、多くの場合、3分漸増負荷による各段階の心拍数は、最後の5〜10秒間での平均心拍数をその段階における心拍数としている。なお、健康増進施設や病院によっては、この運動負荷設定をコンピュータ制御によるランプ負荷法で行っているところもある。

このようにして設定された運動負荷強度と心拍数は、仕事率と心拍数と歩・走行速度の関係記録表に記録され、後述の運動処方に利用される。

2）運動負荷試験から推定された最大仕事率

仕事率と心拍数の相関が高いことから、前項1）で測定された3段階のそれぞれのデータを、図1のように心拍数をX軸、仕事率をY軸として、グラフ上にポイントとして表し、これらのポイントを最小自（二）乗法により直線回帰する。その結果、図1の例では、回帰式は次のようになる。

$Y = 16.615 X - 1,827.7 \ (R^2 = 0.92)$

また、Blackburn[2]の式（220 − age）で求められた値を年齢別の心拍数の最大値とし、これとグラフ上の直線回帰式から外挿法により、最大仕事率（運動負荷強度）を推定する。

図1　心拍数 ― 仕事率（運動負荷強度）関係

氏名〔○○○○〕, 年齢〔18歳〕, 性別〔男・女〕, 体重〔65.0 kg〕						
運動負荷段階	安静	1段階	2段階	3段階	最大（予測）	60%VO₂max
%HRreserve（%）	0	50±5	70±5	80-85	100	—
目標心拍数（b/min）	—	124-138	152-167	174-181	—	—
ペダリング負荷強度（kp）	0	1	2	3	—	—
仕事率(kgm/min)(60 rpm)[y]	0	360	720	1080	1528.53	870.9446
仕事率（watt）(60 rpm)	0	60	120	180	254.755	145.1551
心拍数（b/min）[x]	60	130	160	170	202	162.4213

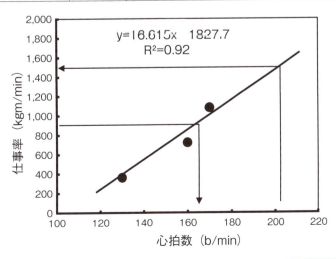

3) 歩・走行速度テスト

歩行や走行中に心拍数がどの程度であるかを知ることは、運動処方とこれをもとにした運動プログラム作成に必要不可欠である。実際に、前項2) で述べた自転車エルゴメータによる仕事率と心拍数の関係と同様に、歩・走行速度と心拍数も相関が高いため、3段階（第1段階：ジョギングよりも遅いスピード、第2段階：ジョギングのスピード、第3段階：ジョギングよりも速いスピード）の各速度で歩・走行終了時（または直後）の心拍数を求め、心拍数をX軸、歩・走行速度をY軸として、グラフ上にポイントとして表し、このポイントを最小自（二）乗法により直線回帰する。このテストにおいても、各段階において心拍数が安定するには、最低でも3分は必要である。

4) 歩・走行速度と心拍数の関係

前項3) で得られた3段階のデータを図2のように、グラフ上にポイントとして表し、最小自（二）乗法により直線回帰する。その結果、図2の例では、回帰式は次のようになる。

$$Y = 0.9231X - 11.538 \quad (R^2 = 0.9231)$$

このグラフと回帰式から、運動時の脈拍に相当する歩・走行速度を外挿法により求め、運動処方、運動プログラムに応用する。このような歩・走行速度と心拍数の関係を求める測定を専門に行っている健康増進施設などでは、トレッドミルを使用したり、歩・走行用トラックに埋め込まれたカラー電球の点滅により速度を示す歩・走行用ペースメーカーをコンピュータ制御しているところもある。

図2　心拍数 ― 歩・走行速度関係

氏名〔○○○○〕, 年齢〔18 歳〕, 性別〔男・女〕, 体重〔65.0 kg〕						
運動負荷段階	安静	1 段階	2 段階	3 段階	最大（予測）	60%VO₂max
%HRreserve (%)	0	50 ± 5	70 ± 5	80-85	100	―
目標心拍数 (b/min)	―	124-138	152-167	174-181	―	―
歩・走行距離 (m)	0	480	480	480	―	―
歩・走行時間 (min)	0	4"22	3"42	3"12	―	―
歩・走行速度 (m/min) [y]	0	110	130	150	174.928	138.3931
心拍数 (b/min) [x]	60	130	160	170	202	162.4213

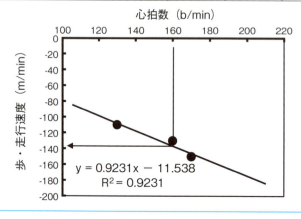

5）仕事率と酸素摂取量の関係

　仕事率と酸素摂取量との間には正の相関（図3）があり、それぞれのデータから相互に推定することが可能である。一般的には、次の①〜④のような変換係数や計算法を用いて計算している。

図3　仕事率（運動負荷強度）―（推定）酸素摂取量関係

氏名〔○○○○〕, 年齢〔18歳〕, 性別〔男・女〕, 体重〔65.0 kg〕						
運動負荷段階	安静	1段階	2段階	3段階	最大（予測）	60%VO₂max
%HRreserve（%）	0	50±5	70±5	80-85	100	—
目標心拍数（b/min）	—	124-138	152-167	174-181	—	—
ペダリング負荷強度（kp）	0	1	2	3	—	—
仕事率(kgm/min)(60 rpm)[x]	0	360	720	1080	1528.53	870.9446
仕事率（watt）(60 rpm)	0	60	120	180	254.755	145.1551
酸素摂取量（ml/min）[y]	60	936.78	1646.1	2355.4	3239.0586	1943.4351
酸素摂取量（ml/min/kg）[y]	—				49.8317	29.899

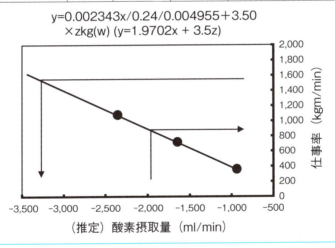

$y = 0.002343x/0.24/0.004955 + 3.50 \times z \mathrm{kg(w)}\ (y = 1.9702x + 3.5z)$

①：0.002343 kcal/kgm｛仕事率の物理⇔化学単位変換｝

②：0.004955 kcal/ml（O₂）｛運動時RQ≒0.85として、RQ－1.0時熱量数（酸素1ml当たりの発熱量）0.005047 kcal/ml（O₂）、RQ＝0.7時熱量数0.004862 kcal/ml（O₂）であることから、比例計算により、RQ＝0.85時熱量数を0.004955 kcal/ml（O₂）とした。｝

③：運動中の機械的効率（自転車エルゴメータ）：20〜24%（ここでは24%を使用）

④：安静時消費エネルギー：3.5 ml（O₂）/min/kg（w）/MET（ACSM）

　これらの係数を用いると、自転車エルゴメータによる運動中の酸素摂取量〔VO₂｛ml(O₂)/min｝〕は、その仕事率（運動負荷強度、kgm/min）から次のような計算で求めることができる。

　酸素摂取量〔VO₂｛ml（O₂）/min｝〕をY、仕事率（運動負荷強度、kgm/min）をX、体重｛kg（w）｝をZとした一次式で表すと

$$Y = \frac{0.002343 \text{kcal}}{\text{Kgm}} \times \frac{X \text{ kgm}}{\text{min}} \times \frac{1}{0.24} \times \frac{1 \text{ ml}(O_2)}{0.004955 \text{ kcal}} \times \frac{3.5 \text{ ml}(O_2) \times 1 \text{ MET}}{\text{min} \cdot \text{kg(w)} \cdot \text{MET}} \times Z \text{ kg(w)}$$

$$= 0.002343 \times \frac{X}{\text{min}} \times \frac{1}{0.24} \times \frac{1 \text{ ml}(O_2)}{0.004955} \times \frac{3.5 \text{ ml}(O_2)}{\text{min}} \times Z$$

$$= \frac{0.002343 \times 4.167 \times X \text{ ml}(O_2)}{0.004955 \text{ min}} + \frac{3.5 \times Z \text{ ml}(O_2)}{\text{min}}$$

∴

$$Y \text{ ml}(O_2)/\text{min} = 1.9702 \times X \frac{\text{ml}(O_2)}{\text{min}} + 3.5 \times Z \frac{\text{ml}(O_2)}{\text{min}}$$

∴

$$Y = 1.9702 X + 3.5 Z$$

となる。

　もし18歳の男性で体重が65.0 kgであれば、図1の式 $Y = 16.615 X - 1,827.7$ に推定最大心拍数 {$X = 220 - \text{age} = 220 - 18 = 202$ (b/m)} を代入して推定最大仕事率 {$Y = 1,528.53$ (kgm/min)} を求め、さらに、この値と体重 {$Z = 65.0$ (kg)} を $Y = 1.9702 X + 3.5 Z$ のX（推定最大仕事率）とZ（体重）にそれぞれ代入すれば、
　　　$Y = 3,239.0586$ ml (O_2)/min　{$Y = 49.8317$ ml (O_2)/min/kg (w)}
となり、最大酸素摂取量（VO_2max）= 3,239.0586 ml (O_2)/min {49.8317ml (O_2)/min/kg (w)} が求められる。

6）仕事率と心拍数、歩・走行速度、酸素摂取量の相互関係
　図1、図2、図3を心拍数と仕事率を共通スケールとしてまとめることができる。これらの関係を基にして計算すると、最大酸素摂取量の特定％に相当する運動強度は、仕事率や心拍数、歩・走行速度でどれくらいになるかが求められ、このデータを運動処方とそれに基づく運動プログラムに使用することができる。
　具体的な計算をすると、前述のように、たとえば体重65.0 kgの男性で最大酸素摂取量の60％（60％ VO_2max）強度では、次のようになる。
　　　3,239.0586 ml (O_2)/min × 0.6 = 1,943.4351 ml (O_2)/min
　　　{49.8317 ml (O_2)/min/kg (w) × 0.6 = 29.8990 ml (O_2)/min/kg (w)}
この値 {1,943.4351 ml (O_2)/min} と体重 {65.0 (kg)} を前項5）で表した式
　　　$Y = 1.9702 X + 3.5 Z$
のYとZにそれぞれ代入（Y = 1,943.4351、Z = 65.0とする）すると、Xである仕事率が計算により求められる。すなわち、

1,943.4351 ＝ 1.9702 X ＋ 3.5 × 65.0
　　　X ＝ 870.9446（kgm/min）

となる。同様にして、この値（870.9446 kgm/min）を27頁の2）で求めた一次式（Y ＝ 16.615 X − 1827.7）のYに代入してXを求めれば、60％ VO₂maxに相当する心拍数が求められることになる。すなわち、

　　　870.9446 ＝ 16.615 X − 1827.7
　　　X ＝ 162.4213（b/min）

となる。さらにこの値（162.4213 b/min）を28頁の4）で求めた一次式（Y ＝ 0.9213 X 11.538）のXに代入してYを求めれば、60％ VO₂maxに相当する歩・走行速度が求められることになる。すなわち、

　　　Y ＝ 0.9231 × 162.4213 − 11.538
　　　Y ＝ 138.3931（m/min）

である。

体力テスト

　平成11年度の「体力・運動能力調査」から導入した体力テストは、文部科学省スポーツ・青少年局による「文部科学省新体力テスト」を行うが、下記のように年齢によってテスト項目が異なる。また、中・高齢者では、より安全性を考慮して、運動負荷試験を行える場合は、急歩または20 mシャトルラン（往復持久走）、6分間歩行を割愛する。

- 6〜11歳対象：握力、上体起こし、長座体前屈、反復横とび、20 mシャトルラン（往復持久走）、50 m走、立ち幅とび、ソフトボール投げ
- 12〜19歳対象：握力、上体起こし、長座体前屈、反復横とび、持久走 or 20 mシャトルラン（往復持久走）、50 m走、立ち幅とび、ハンドボール投げ
- 20〜64歳対象：握力、上体起こし、長座体前屈、反復横とび、急歩 or 20 mシャトルラン（往復持久走）、立ち幅とび
- 65〜79歳対象：ADL：Activities of Daily Living：（質問紙による日常生活活動テスト）、握力、上体起こし、長座体前屈、閉眼片足立ち、10 m障害物歩行、6分間歩行）

　体力レベルの評価方法に関しては、「新体力テストの性別テスト項目別得点表」により、10段階評価の得点を確認する。全身持久力に関しては、運動負荷試験の結果（全身持久力）から得られた推定最大酸素摂取量を「20 mシャトルランによる最大酸素摂取量推定表」を基に、"折り返し数"を確定し、それを「新体力テストの性別テスト項目別得点表」により、10段階評価の得点とする。その後、それぞれの種目別得点の総合点から5歳きざみの年代別5段階評価（A：5点、B：4点、C：3点、D：2点、E：1点）をするか、あるいは、それぞれの性別テスト項目別得点において、1〜2点を5段階評価における"1点"とし、3〜4点を"2点"（5段階評価）、5〜6点を"3点"（5段階評価）、7〜8点を"4点"（5段階評価）、9〜10点を"5点"（5段階評価）とするか、または、それぞれの実測値〔全身持久力は、運動負荷試験の結果から推定された最大酸素摂取量｛(ml (O₂) /min/kg (w)｝を利用する〕を、

性・年齢別の全国平均値±標準偏差を基にした5段階評価を行い、その総合力としての体力レベル（高・中・低体力）[5]を判断する。

肥満度の判定法

現在、肥満のスクリーニングテストとしてBMI≧25が用いられている。これは体格指数の一種であり、これまで、乳・幼児（生後3か月〜5歳）用として利用されてきたカウプ指数 $\{W(kg)/H(cm)^2\} \times 10^4 > 17 \sim 19$ で肥満ぎみ（年齢によって判定基準が異なる）と同じものであり、肥満を適正に判別するものではないとの注意を促す。これをカバーするものとして、キャリパー法｛上腕背部と肩胛骨下部の皮下脂肪厚から、Brozekらの式（1963年）[3]とNagamine and Suzukiの式（1964年）[6]｝を利用して、体密度（density）や体脂肪率（%fat）を推定する方法｝や生体インピーダンス法、X線によるスキャン方式（骨密度測定と同じDEXA法を応用したもの）や水中体重測定法などによる方法で、推定の体脂肪率を同時に考慮することが、より正しい肥満度の判定につながる。

〔参考文献〕
1) アメリカスポーツ医学会編（日本体力医学会体力科学編集委員会監訳）：Section Ⅱ 運動負荷試験，第3章 運動負荷試験前のメディカルチェック，B 運動負荷試験の禁忌，運動負荷試験の禁忌条項，運動処方の指針－負荷テストと運動プログラム－（原著第7版）第3刷，35-51，南江堂，2008．
2) Blackburn H W：Development in exercise electrocardiography, Proc. of the 57th Annual Meeting of the Medical Section of the American Life Convention, 1969.
3) Brozek, J. 1963. Body composition, Parts I and II. Ann. N.Y. Acad. Sci. 110：1 -1018.
4) 池上晴夫：運動処方の考え方，運動処方－理論と実際－，135-141，朝倉書店，1982．
5) 一般社団法人 日本体力医学会学術委員会スポーツ医学研修会委員会編：7．運動処方の基礎、4）運動処方（1）基本的考え方、スポーツ医学研修会テキスト基礎コース（第5版）、68-92，鶴岡印刷，2018．
6) Nagamine S & Suzuki S：Anthropometry and body composition of Japanese among men and women, Human Biology, 36, 8-15, 1964.
7) 碓井外幸他：第24回日本医学会総会分科会（第5回日本体力医学会シンポジウム）成人病治療・予防のための実践的運動処方，運動処方の実際，資料，1994．
8) 碓井外幸：肥満解消のための運動プログラム実施による減量効果（未発表資料），1995．

運動処方の実際

> **POINT**
> - 運動処方の基本的な考え方として、3条件（安全性・有効性・継続性）を確保する。
> - 運動処方は、6原則（過負荷・漸進性・反復性・個別性・意識性・全面性）に則った方法で行う。
> - 運動処方は、種目、強度、時間、時刻、頻度、期間による6要素から表現される。

運動処方の条件・原則・要素

(1) 運動処方の基本的考え方

運動処方の基本は、健康と体力を確実に回復・維持・向上させるために、下記のように活動体力の5要素中の3要素（精神力と体姿を除く）である筋力、持久力、調整力（敏捷性・巧緻性・平衡性・柔軟性能力）とその実施上の①安全性～③継続性（娯楽性）といった運動処方の3条件を確保することがまず必要となる。その優先順位は、安全性＞有効性＞継続性である。
①安全性：他の条件を犠牲にしても守らねばならない条件であり、これが十分に確保されない限り、運動を処方すべきではない。
②有効性：運動を処方する以上、何らかの効果を期待するが、そのためには定期的な運動処方の見直しのための体力テストや運動負荷試験、各種アンケート調査のデータを基に検討すべきである。
③継続性（娯楽性）：十分な運動効果を得るには、長期にわたって継続する必要があり、そのためには、運動種目の好き嫌い的要素だけでなく、技能向上的な要素や運動ストレスに耐えるための娯楽的要素を加味することが大切である。

そのうえで、運動処方に必要不可欠な方法として、下記のように①過負荷～⑥全面性といった運動処方の6原則に則った方法で行うことが望ましい。
①過負荷：運動強度に関するものであり、少なくとも日常生活の中の運動や動作の強度より強くすることで、より大きな効果を上げる。
②漸進性：運動強度・時間・頻度に関するものであり、軽負荷、短時間、低頻度から徐々に重

　　　　　負荷、長時間、高頻度に上げていくことにより、安全に効率よく効果を上げる。
③反復性：運動頻度に関するものであり、一定期間に規則的かつ定期的に実践することで効果
　　　　　を少しずつ積み重ねる。
④個別性：当事者の特徴（体力、生活環境、運動習慣、趣味・好みなど）を考慮し、長期の継
　　　　　続により効果を引き出す。
⑤意識性：当事者の意識に関するものであり、運動種目やトレーニングの特徴や意味合いにつ
　　　　　いての知識をもち、"何を、何のために、どのように"などと意識して行うことで
　　　　　効果を引き出す。
⑥全面性：身体の特定部位を鍛える時でも、意志や意欲などの精神面を含めた弱点も強化する
　　　　　ことで、バランスの取れたより大きな効果を引き出す。

　具体的には、下記のように①運動種目～⑥運動期間の運動処方の6要素[1]を、個別に検討したものとして表現される。
①運動種目：当事者が余裕をもって実践でき、望まれる効果が期待でき、しかも長期にわたっ
　　　　　　て楽しく継続が可能なものであること。また、"生涯スポーツ"の観点から、是
　　　　　　非マスターしておきたいものも対象となる。
②運動強度：当事者の身体条件や体力レベルで異なるが、効果が得られる最低運動強度（有
　　　　　　効限界）から安全が十分に確保できる最高運動強度（安全限界）[4]までの範囲
　　　　　　内で、健常者は相対的運動強度（$\%VO_2max$、$\%HRreserve$）や絶対的運動強度
　　　　　　（無酸素性代謝閾値、乳酸性代謝閾値）を、有疾患者の運動療法では、症候限界
　　　　　　性の絶対的運動強度とする。
③運動時間：運動の継続時間は、当事者の運動目的や運動習慣、体力レベル、運動種目・強
　　　　　　度・頻度・期間などによって変わるが、運動の効果を上げるには、適切な運動強
　　　　　　度で一定時間継続する必要がある。しかし、同一部位の長時間連続刺激を長期間
　　　　　　実施することで、スポーツ傷害が発生しやすくなることから、それぞれの"限界
　　　　　　時間"に関しても考慮する。
④運動時刻（時間帯）：身体のエネルギー同化作用・異化作用の効果を考えると、運動刺激に
　　　　　　対する生理的反応がよく、安全で効率よく運動が行える日中と、運動効果を食事
　　　　　　（栄養）と睡眠により上げるには夜間の過ごし方が関与するため、バイオリズム
　　　　　　（サーカディアンリズム）を考慮し運動の時間帯を決定する。
⑤運動頻度：運動の実施回数（回/週または日/週）は、上記の運動時間と同様に、当事者の運
　　　　　　動目的や運動習慣、体力レベル、運動種目・強度・時間・期間などによって変わ
　　　　　　るが、運動の効果を上げるには、適切な運動強度で一定期間内に繰り返す必要が
　　　　　　ある。しかし、同一部位の反復刺激を長期間行うことで、スポーツ傷害が発生し
　　　　　　やすくなることから、それぞれの"限界頻度"に関しても考慮する。
⑥運動期間：運動効果は、当事者の体質や体力レベルなどにより異なるため、運動期間を厳密
　　　　　　に決めることはできないが、より高い効果を引き出すには、運動処方・プログラ
　　　　　　ムの見直しが必要になる。
　運動処方は、運動を具体的にどのようにするのかを決める運動プログラムの基になるもので

あるため、その作成基準を明確にしておかなければ、妥当性、信頼性、再現性、客観性などに欠けるものとなってしまう。

このため、表1〜4[2)]に示したような、個人ごとの身体情報に基づいて運動処方が決定されるべきである。

※運動メニュー：後述の「運動プログラム」で述べられている"運動プログラム"の作成に使用する体力要素別運動種目群のことを"運動メニュー"といい、使用する運動種目数が少なければ、"運動プログラム"は単純で飽きられやすく、その結果として長期にわたって実践することが困難となり、効果も得られなくなる。{"運動プログラム"のことを"運動メニュー"と間違って理解されていることが多いので要注意！（例）"運動メニュー"は、レストランで食事をする際にあれこれと注文する時に、参考とする数々の料理名が記載された"お品書/献立表"に相当し、これを基に注文してテーブルに運ばれてきたものが"運動プログラム"に相当する。}

表1　運動処方のための体力要素の組み合わせ

```
◎高体力レベル：必須要素＋（第1選択要素群）＋（第2選択要素群）
◎中体力レベル：必須要素＋（第1選択要素群）
◎低体力レベル：必須要素

○有疾患者用処方
         ┌虚血性心疾患：④＋（      ⑤＋⑥ ）＋（⑦＋⑧）
         │糖尿病      ：④＋（   ③＋⑤＋⑥ ）＋（⑦＋⑧）
 (20〜39歳)│高血圧      ：④＋（      ⑤＋⑥ ）＋（⑦＋⑧）
         │脂質異常症  ：④＋（   ③＋⑤＋⑧ ）＋（⑦＋⑧）
         └骨粗鬆症    ：④＋（   ③＋⑤＋⑥ ）＋（⑦＋⑧）
         ┌虚血性心疾患：④＋（      ⑥＋⑧ ）＋（⑦    ）
         │糖尿病      ：④＋（   ③＋⑥＋⑧ ）＋（⑦    ）
 (40〜59歳)│高血圧      ：④＋（      ⑥＋⑧ ）＋（⑦    ）
         │脂質異常症  ：④＋（   ③＋⑥＋⑧ ）＋（⑦    ）
         └骨粗鬆症    ：④＋（   ③＋⑥＋⑧ ）＋（⑦    ）
         ┌虚血性心疾患：④＋（      ⑦＋⑧ ）＋（      ）
         │糖尿病      ：④＋（   ③＋⑦＋⑧ ）＋（      ）
 (60〜 歳)│高血圧      ：④＋（      ⑦＋⑧ ）＋（      ）
         │脂質異常症  ：④＋（   ③＋⑦＋⑧ ）＋（      ）
         └骨粗鬆症    ：④＋（   ③＋⑦＋⑧ ）＋（      ）

○肥満者用処方
 (20〜39歳)        ：④＋（ ①＋⑤＋⑥ ）＋（⑦＋⑧）
 (40〜59歳)        ：④＋（ ①＋⑥＋⑧ ）＋（⑦    ）
 (60〜 歳)         ：④＋（ ③＋⑦＋⑧ ）＋（      ）

○健常者用処方
         ┌高体力レベル：④＋（①＋②＋⑤＋⑥）＋（⑦＋⑧）
 (20〜39歳)│中体力レベル：④＋（①＋②＋⑤＋⑥）＋（⑦＋⑧）
         └低体力レベル：④＋（①＋②＋⑤＋⑥）＋（⑦＋⑧）
         ┌高体力レベル：④＋（①＋   ⑥＋⑧ ）＋（⑦    ）
 (40〜59歳)│中体力レベル：④＋（①＋   ⑥＋⑧ ）＋（⑦    ）
         └低体力レベル：④＋（①＋   ⑥＋⑧ ）＋（⑦    ）
         ┌高体力レベル：④＋（   ③＋⑦＋⑧ ）＋（      ）
 (60〜 歳)│中体力レベル：④＋（   ③＋⑦＋⑧ ）＋（      ）
         └低体力レベル：④＋（   ③＋⑦＋⑧ ）＋（      ）
```

（出典）参考文献[2)]より引用

表2　運動処方のための体力要素別運動種目群（運動メニュー）

◎運動施設（体育館、陸上、プール）用運動種目群
- 筋力
  - ①筋力　　　：ニーエクステンション・フレックション、Vシット、等
  - ②瞬発力　　：ニーエクステンション・フレックション、水中腰掛け・壁キック、等
- 持久力
  - ③筋持久力　：ベントニーシットアップ、水中腹筋運動、等
  - ④全身持久力：ウオーキング、ジョギング、サイクリング、水中歩行、スイミング、等
- 調整力
  - ⑤敏捷性　　：起き上がり走、ボールゲーム、サイドステップ、等
  - ⑥巧緻性　　：ボールゲーム、輪投げ、バドミントン、トランポリン、等
  - ⑦平衡性　　：バランスボードトレーニング、水中前後方宙返り、等
  - ⑧柔軟性　　：ストレッチング（ST）、STベンチトレーニング、等

◎家庭・職場用運動種目群
- 筋力
  - ①筋力　　　：腹・背筋運動、腕立て運動、等
  - ②瞬発力　　：ハーフ・クオータースクワットジャンプ、縄跳び運動、等
- 持久力
  - ③筋持久力　：ベントニーシットアップ、懸垂運動、チューブ運動、等
  - ④全身持久力：ウオーキング、ジョギング、サイクリング（ロード）、等
- 調整力
  - ⑤敏捷性　　：ボールゲーム、サイドステップ、剣道、空手、合気道、等
  - ⑥巧緻性　　：ボールゲーム、バドミントン、ゴルフ、スキー、スケート、等
  - ⑦平衡性　　：バランスボードトレーニング、ダンス、V字・片脚バランス、等
  - ⑧柔軟性　　：柔軟体操、ストレッチング（ST）、ヨーガ、等

（出典）参考文献2）より引用

表3　運動処方のための体力要素別運動強度

- ◎筋力
  - ①筋力　　　　2/3MSmax（全年齢）
  - ②瞬発力　　　1/3MSmax（20～39歳）
- ◎持久力
  - ③筋持久力　　1/4-1/3MSmax（全年齢）
  - ④全身持久力　（%VO$_2$max）

	（20～39歳）	（40～59歳）	（60～　歳）
高体力レベル	60～79	50～69	40～59
中体力レベル	50～69	40～59	40～49
低体力レベル	45～64	40～54	40～44
肥満	40～59	40～59	40～59

MSmax：Muscular Strength max（最大筋力）、VO$_2$max：（最大酸素摂取量）

（出典）参考文献2）より引用

表4　運動処方のための時間・頻度・時間帯・期間

運動処方のための体力要素別運動時間
- 筋力　：①筋力、②瞬発力　　　　　：1～3セット時間
- 持久力：③筋持久力　　　　　　　　：1～3セット時間
- 　　　：④全身持久力　　　　　　　：20～30min/種目・ゲーム
- 調整力：⑤敏捷性～⑧柔軟性：1～3セット時間、1種目・ゲーム時間

運動処方のための体力要素別運動頻度
- 筋力　：①筋力、②瞬発力　　　　　　　　　　：2～3回（日）/週
- 持久力：③筋持久力、④全身持久力（非肥満）：2～3回（日）/週
- 　　　　　　　　　　　　　　　　（肥満）：3～4回（日）/週
- 調整力：⑤敏捷性～⑧柔軟性　　　　　　　　　：2～3回（日）/週

運動処方のための運動時刻（時間帯）
- ①筋力～⑧柔軟性：無理なく可能な時間帯
  - ＊食事の1～2時間後が望ましい

運動処方のための運動期間
- ①筋力～⑧柔軟性：効果が十分に出て、生活習慣の中に定着するまで
  - ＊処方箋、プログラムは3～6か月間の内に切り換える（再処方）

（出典）参考文献2）より引用

（2）肥満者のための運動処方

　肥満者は身体に占める脂肪の割合が高いことから、運動処方の中心は、エネルギー消費量を増やすことになる。食生活の改善により、エネルギー摂取量の抑制を併せて考えることで、より効果的な方法になる。以下は、性・運動種目別の1 min・体重1 kg（w）当たりの運動そのものによる消費エネルギー係数 {kcal/min/kg（w）} と身体活動強度（METs）である。この値に、運動実践に係るロスタイムを除いた実際の運動時間と自らの体重を乗ずることにより、実際に行った運動の消費エネルギー量を求めることができる。

　体重60 kg（w）の男性がスキー（歩行）を60分間行えば、その消費エネルギー量は、

　　0.1 kcal/min/kg（w）× 60 min × 60 kg（w）= 360 kcal

となる。また、

　　酸素1 mlの熱量数（酸素1 ml当たりの発熱量）= 0.004955 kcal/ml（O_2）

とすれば、

　　1 MET = 3.5 ml（O_2）/min/kg（w）× 0.004955 kcal/ml（O_2）= 0.017 kcal/min/kg（w）

となり、男性のスキー（歩行）の1 min・1 kg（w）の運動強度は

　　0.1 kcal/min/kg（w）÷ 0.017 kcal/min/kg（w）/MET ≒ 5.88 METs

となる。

　表5[1]は、肥満者の1か月当たりの減量目標を除脂肪体重が変わらないと仮定したうえでの減量のための消費エネルギー量計算法であり、これを安全に遂行するために、運動と食事でどのようにエネルギー量を調節するかを計算し、運動・栄養プログラム化したものである。

　この例では、表の上段に18歳の男性の体力的特長（身長：176.0 cm、体重：80.0 kg、体脂肪率：22.0％）を示しており、形態測定のデータからBMI≒25.8であり、日本肥満学界の判定基準（やせ＜18.5、18.5≦正常＜25、25≦肥満度Ⅰ＜30、30≦肥満度Ⅱ＜35、35≦肥満度Ⅲ＜40、40≦肥満度Ⅳ）によれば、"肥満度Ⅰ"に相当する。また、男性の体脂肪率の評価は全年齢において、10.0％ ≦ 正常 ＜ 20％であることから、厳密には"軽度肥満（20.0％ ≦体脂肪率＜ 25％）"に相当し、多少の減量（体脂肪を中心とした体重減少）が必要である。

　また、表の中段には、除脂肪体重が変わらないという条件で、体脂肪率が正常（最大体脂肪率19.9％）になるための最低減量目標体重を計算したものである。これによれば、体重を77.9 kg≒78.0 kgにするために、約2 kgの体脂肪のみによる減量が必要になる。さらに、体脂肪に約10％の水分が含まれていることを勘案すれば、2,000 g×0.9＝1,800 gの体脂肪が減量の対象になる。1,800 gの体脂肪のエネルギー量は、生体内での脂肪の燃焼量を8.5 kcal/g（脂肪）と考えれば、約15,300 kcalとなる。運動による消費エネルギーの促進と栄養（食事）による摂取エネルギー抑制の比率を、それぞれ40％、60％とすれば、運動による消費エネルギー量は、

　　15,300 kcal × 0.4 = 6,120 kcal

となる。

表5　減量、消費エネルギー計算法

```
● 性別　　　；男性
● 年齢　　　；18歳
● 身長　　　；176.0 cm
● 体重　　　；80.0 kg
● ＢＭＩ　　；25.8（ＷＨＯ：過体重、日本肥満学会：肥満度Ⅰ）
● 体脂肪率　；22.0％fat（理想値；10.0 ～ 19.9％）
                                    下限値　上限値
● 肥満度（男性）；軽度肥満（20.0～24.9％fat）
               ＊中度肥満（25.0～29.9％fat）
               ＊重度肥満（30.0～　　％fat）
```

```
● 最低減量目標（上限値）；80.0×（1－0.220）＝χ（1－0.199）
                    （χ＝77.9≒78.0）→80.0－78.0＝2.0
                    ；2.0 kg／月　（安全減量範囲；2～3 kg／月内）
    2,000 g×0.9＝1,800 g（水分を除いた体脂肪量）
    1,800 g×8.5 kcal/g＝15,300 kcal
                                        （調整すべきエネルギー量）
        ＊運動　　　　による消費促進エネルギー量；40％（6,120 kcal）
        ＊栄養（食事）による摂取抑制エネルギー量；60％（9,180 kcal）
```

```
● 運動処方；約3～4回（日）／週の頻度で実施→6,120／15＝408 kcal／回
         ＊（約15回（日）／月）              （≒400 kcal）（日）
● 運動プログラム；1．W－u p      （係数0.07）　5分間　 28 kcal
                2．軽体操       （係数0.07）　3分間　 17 kcal
                3．歩行運動     （係数0.08）　15分間　96 kcal
                4．ボールゲーム （係数0.11）　15分間  132 kcal
                5．水中運動（水泳）（係数0.10）　10分間　80 kcal
                6．ストレッチング（係数0.03）　7分間　 17 kcal
                7．C－d o w n    （係数0.07）　5分間　 28 kcal
            総運動時間・量（kcal）           60分間  398 kcal
                                              （≒400 kcal）
        ＊消費エネルギー量（kcal）＝消費エネルギー係数×時間（分）×体重（kg）
● 栄養（食事）処方；7日／週の頻度で実施→9,180／30＝306 kcal／日
                                              （≒300 kcal／日）
                                              （≒100 kcal／食）
                    （80 kcal／点）として　（≒1.25点／食）
● 栄養（食事）プログラム；省略＊第4群（穀類、油脂類、嗜好品、等）を中心にバランス
                        をとりながら摂取エネルギー量を抑制する
```

肥満解消（減量）を目的とした、運動による消費促進エネルギー量と栄養（食事）による摂取抑制エネルギー量の計算法と運動プログラム案
W-up；準備運動、C-down；整理運動

（出典）参考文献1）より引用

　表の下段は、運動処方による運動回数と1回当たりの消費エネルギー量および栄養（食事）処方による摂取エネルギー抑制量を示している。また、運動処方に基づいた具体的な運動プログラムの例も示している。これによれば、1回当たりの運動による消費エネルギー量は、4回／週 ≒ 15回／月 ≒ 1回／2日の運動で、408 kcal ≒ 400 kcal/回としており、実際の運動プログラムでは、運動種目とそれぞれの時間およびその総運動時間、運動による消費エネルギー係数によるそれぞれの消費エネルギー量と総消費エネルギー量を示している。これによれば、総消費エネルギー量 ＝ 398 kcal ≒ 400 kcalであることから、目標とする減量がほぼ可能となる。

運動処方箋

　表6[3]は、前述「運動処方の条件・原則・要素」を参考にして決定された運動処方を、その6要素｛種目、強度、時間、時刻（時間帯）、頻度、期間｝別に具体化したものと、運動する際の留意点などを紙面におとし、運動プログラムを作成するための方向性を打ち出したもので、これを"運動処方箋"という。しかし、この段階ではまだどのように運動すればよいのか分かりにくいので、次に述べる"運動プログラム"へと、より具体化する必要がある。

表6　運動処方箋（肥満解消、減量）例

運動処方箋（期間；'00,00,00～'00,00,00）'00,00,00作成（例）			
氏名	○○　○○	性別	男性
年齢	18歳	身長	176.0 cm
体重	80.0 kg	BMI	25.8
%fat	22.0 %	体力レベル	高
種目（体力要素）	全身持久力、柔軟性、総合		
強度	全身持久力（40～59%VO$_2$max）、総合（～59%VO$_2$max） 柔軟性（1set）、総合（1set）		
時間	全身持久力（～30 min）、柔軟性（～10 min）、総合（～30 min） ＊総運動時間（～60 min）		
時刻（時間帯）	夕方～夜間（17:00～20:00）		
頻度	全身持久力（3～4 d/w）、柔軟性（1～6 d/w）、総合（1～3 d/w） ＊W-up、C-down、軽体操、ストレッチング（1～6 d/w）		
期間	3か月間（取り敢えず）		
留意点	◎W-up、C-down、軽体操、ストレッチングを必ず取り入れる。 ◎身体に異常（違和感）が発生したらすぐに中止する。 ◎運動により、300～400 kcal/回（日）のエネルギーを消費する。 ◎その他		
作成責任者 連絡方法（TEL） 　　　　（FAX） 発行施設名 施設所在地	○○　○○ (000) 0000-0000 (000) 0000-0000 ○○○○○○ 〒000-0000　○○市　○○町　○○－○○		

W-up；準備運動、C-down；整理運動、%fat；体脂肪率、d/w；回（日）／週

（出典）参考文献3) より引用

運動プログラム

　表7[3]は、前述の"運動処方箋"に基づいて、どのような運動種目、体力要素をどんな順番でやれば理想的であり、その際の運動負荷強度や反復回数、実践時間、消費エネルギー量、週当たりの実践頻度、1日当たりの総運動時間による総消費エネルギー量（kcal/d）などの留意点を示したもので、これを"運動プログラム"という。このように、前述した"運動処方箋"をより具体化することにより、安全に効果的に、しかも楽しく長期にわたって運動を続けることができるようになる。

表7　運動プログラム（肥満解消、減量）例

運動プログラム（期間；'00.00.00～'00.00.00）'00.00.00作成（例）							
氏名	○○　○○	性別	男性			
年齢	18歳	身長	176.0 cm			
体重	80.0 kg	BMI	25.8			
%fat	22.0%	体力レベル	高			
順番	種目	体力要素	強度or回数	実動時間	消費エネルギー量	頻度	
1	W-up（筋温上昇等）	総合	—	5 min	28 kcal	1～3d/w	
2	軽体操（四肢の大関節）	総合	1 set	3 min	17 kcal	1～3d/w	
3	歩行運動（戸外でも実施）	全身持久力	～90 m/min	15 min	96 kcal	3～4d/w	
4	ボールゲーム（軽スポーツ）	総合	～120 b/min	15 min	132 kcal	1～3d/w	
5	水中運動（水泳）	全身持久力	～108 b/min 陸上値×0.9	10 min	80 kcal	3～4d/w	
6	ストレッチング（筋委縮予防等）	柔軟性	1 set	7 min	17 kcal	1～6d/w	
7	C-down（血液循環調節）	総合	—	5 min	28 kcal	1～3d/w	
計	総運動時間（min）・消費エネルギー（kcal/d）			60 min	398 kcal	—	
留意点	◎1、2、6、7は必ず行なう。3は交通や環境温度に注意する。 ◎身体に異常（違和感）が発生したらすぐに中止し、作成責任者に相談する。 ◎運動により、300～400 kcal/dのエネルギーを消費する。 ◎その他						
作成責任者 連絡方法(TEL) 　　　　(FAX) 発行施設名 施設所在地	○○　○○ (000) 0000-0000 (000) 0000-0000 ○○○○○○ 〒000-0000　○○市　○○町　○○－○○						

W-up；準備運動、C-down；整理運動、%fat；体脂肪率、d/w；回(日)／週
総運動消費エネルギー〔kcal/d〕：Σ〔係数×体重(kg)×時間(min)〕
係数；消費エネルギー係数(kcal/kg/min)

（出典）参考文献3）より引用

運動処方・プログラムに基づいた運動実践
（栄養と休養に関しては、省略）

　健康・体力づくりのための一環として、運動を実践することの大切さは論をまたない。しかし運動は、安全性を十分に考慮しながら楽しく長期にわたって実践してこそ、目標とする効果が得られる。

　具体的には、表7[3]のような"運動プログラム"を作成し、それを実践しながら、時々多少の匙加減により修正・改善することが大切である。このような"運動プログラム"は、体力の向上や低下に合わせて作り変えなければ、効果が得られなくなったり、危険なものになったり、継続されなくなってしまう。できれば1年に1度ぐらいは運動負荷試験や体力テストを行い、その情報を勘案したプログラムを作り直すのがよい。

〔参考文献〕
1) 碓井外幸他：第24回日本医学会総会分科会（第5回日本体力医学会シンポジウム）成人病治療・予防のための実践的運動処方，運動処方の実際，資料，1994．
2) 一般社団法人　日本体力医学会学術委員会スポーツ医学研修会委員会編：7．運動処方の基礎，4）運動処方（1）基本的考え方，スポーツ医学研修会テキスト基礎コース（第5版）：68-92，鶴岡印刷，2018．
3) 碓井外幸：肥満解消のための運動プログラム実施による減量効果（未発表資料），1995．
4) 池上晴夫：運動処方の考え方、運動処方－理論と実際－，135-141，朝倉書店，1982．

第2章

サルコペニア

骨格筋の生理学

骨格筋量の測定と評価

筋力の測定と評価

筋力トレーニング

骨格筋の生理学

POINT

- 骨格筋は50歳を過ぎたころから1年間に1％程度の筋量が減少する。加齢による筋力低下は、骨格筋の萎縮よりも早期に起こり、その低下割合も大きい。
- 高齢者の骨格筋では、脂肪化（筋内脂肪の増加）と線維化が生じる。
- 加齢に伴って、筋線維タイプの遅筋化、筋線維数や運動ニューロンの減少が起こる。
- 筋小胞体の機能低下は、興奮収縮連関の機能不全による張力低下をもたらす。
- 加齢によるミトコンドリア機能の低下は、最大酸素摂取量の減少と筋萎縮の要因である。

骨格筋の構造

　骨格筋は、主に骨格筋線維と結合組織によって構成される。筋線維（筋細胞）は直径が10〜100μmの円柱状細胞であり、長さの範囲は数mm〜数十cmである。筋線維内は、筋原線維、筋小胞体、核、ミトコンドリアなどが存在している。筋原線維は主に太いフィラメント（ミオシン）と細いフィラメント（アクチン）の2種類からなる。筋線維の形質膜と基底膜の間には、骨格筋に特異的な幹細胞である筋衛星細胞（筋サテライト細胞）が存在する。この細胞は、通常は休止状態に置かれているが、筋損傷などの刺激により活性化すると、増殖、分化を経て、既存の筋細胞に融合する。この過程は筋再生を促進する際に重要である。さらに、筋線維の外側には別の幹細胞である間葉系前駆細胞が存在している。

　筋線維間には神経と毛細血管が走行している。筋線維は平行に配列集合した筋束を形成し、さらに筋束が集まって筋を構成している。筋線維、筋束、筋はそれぞれ、筋細胞膜（筋鞘、形質膜）、筋周膜、筋上膜の結合組織によって包まれる。

筋量と質の加齢変化

　一般的に20歳台と比較して、70歳までに骨格筋の横断面積は25〜30％、筋力は30〜40％低下すると言われている。特に、中年期以降は1年間に1％程度も筋量が減少し、80〜90歳までに50％程度まで低下する[1]。また、筋力の低下は筋量の低下よりも早くに起こることが報告され

ている。これは、骨格筋の質的な低下を意味している。この質的な低下の原因として考えられるのが、筋線維の脂肪化と線維化である。加齢に伴う筋萎縮は筋内脂肪量の増加を伴うことが多い。筋内脂肪は、筋線維内脂肪滴と筋線維間脂肪細胞とに分類される。これらの筋内脂肪の増加は、インスリン抵抗性やたんぱく質合成シグナルの低下を招くことが明らかになっている[1]。また、最近では、筋細胞の脂肪化や線維化は、間葉系前駆細胞が脂肪細胞や線維芽細胞に分化することによって誘導されると考えられている[2]。

筋線維タイプ

　骨格筋線維は、その収縮特性に応じてTypeⅠ線維（遅筋線維）とTypeⅡ線維（速筋線維）に分類できる。さらにTypeⅡ線維は、Ⅱa、Ⅱd/x、Ⅱb線維に細分されることも多い。ヒトの場合、TypeⅡb線維は存在しない。タイプの分類は、筋線維に含まれるミオシン重鎖（myosin heavy chain：MHC）の種類の違いによる。TypeⅠ線維にはslow型のMHC、TypeⅡ線維にはfast型のMHCが発現している。MHCには、筋収縮に利用されるATP分解酵素が存在しており、この活性はⅠ＜Ⅱa＜Ⅱd/x＜Ⅱbの順序で高く、収縮速度の違いをもたらす。実際の最大収縮速度はTypeⅠ線維の値を基準とした場合、Ⅱa線維で2.3倍、Ⅱd/x線維で4.1倍程度であることが報告されている[3]。

　一般男性22～65歳を調べた研究では、筋線維タイプは、加齢によってfast型のMHCからslow型のMHCへの変化を伴うことが指摘されている[4]。これは加齢によってfast型のMHC mRNAレベルが減少するのに対して、slow型のMHC mRNAレベルは加齢の影響を受けにくいためである。このような筋線維タイプの変化は、老齢期の最大張力の低下や緩慢な動作の一要因であると考えられている。加齢による筋線維萎縮はTypeⅠ線維よりもTypeⅡ線維がより選択的に萎縮する傾向があり、この傾向は女性と比較して男性の筋において顕著である。

筋線維の核数

　骨格筋線維（＝筋細胞）は身体における最も大きな細胞であり、1本の線維内には数百～数千個の筋核が存在する多核細胞である。それぞれの核は筋核ドメインと呼ばれる一定領域を遺伝的に制御している。筋核ドメインはTypeⅡ線維と比較してTypeⅠ線維では小さいことがわかっている。この理由としては、TypeⅠ線維がTypeⅡ線維と比較してたんぱく質の合成／分解率が高い特徴を反映していると考えられている。また、小型の哺乳動物ほど筋核ドメインは小さい傾向にある。これは小動物のほうが大型の動物よりも、たんぱく質代謝回転や代謝レベルが高いことと関係している。筋核ドメインの大きさは、筋機能を維持するために重要であるが、トレーニングなどによって筋線維が肥大した場合でも筋核ドメインは一定の値を維持する。これは、筋サテライト細胞が活性化され、筋線維に融合することで筋核の増加が生じるためである。一方、加齢したときの筋核ドメインについては、筋線維内でのドメインサイズのばらつきが大きくなっており、細胞内でのたんぱく質合成／分解率が若齢期と比較して不均一であることを示唆する[5]。

運動単位

運動単位は、1本のα運動ニューロンとそのニューロンによって支配される筋線維群と定義される。支配される筋線維数はそれぞれの運動単位によって大きく異なり、神経支配比（運動ニューロン当たりの筋線維数）と呼ばれ機能的な特徴を表す指標となる。運動単位は単収縮の速さによってslow twitch（S）型とfast twitch（F）型に分けることができる。S型は、張力発揮が小さく、収縮時間が長い特徴をもち、神経細胞体が小さく、神経伝導速度が遅い。支配する筋線維タイプはTypeⅠであり、疲労しにくい特性をもっている。一方、F型は、単収縮の発揮張力が大きく、収縮時間は短い。大型の神経細胞体と速い伝導速度をもっており、TypeⅡ線維を支配し、疲労耐性は低い。一般的に、神経支配比はS型よりもF型が大きい。ネコの解剖学的なデータでは、神経支配比はS型のヒラメ筋では150本、F型の腓腹筋（表層）では700本程度である[6]。

発揮張力の増大は、収縮に参加する運動ニューロンの数とそれぞれの運動ニューロンの発火（発射）頻度の増加によって調節される。運動ニューロンの興奮にはニューロン細胞体のサイズによって規則性がある。これをサイズの原理と呼び、筋力発揮はS型が動員されやすく、大きな張力発揮が必要な場合にF型の運動単位が動員される規則性が存在している。

加齢によって、運動ニューロンは軸索の脱髄やシュワン細胞の形態変化に加えて、神経細胞体の代謝レベルが低下する。最終的には、運動ニューロンが喪失し、運動単位には継続的なリモデリングが起こる。これらの変化は、筋紡錘を調節しているγ運動ニューロンよりも筋線維を支配するα運動ニューロンにおいて顕著である。このような運動ニューロンの機能低下や喪失は、加齢による筋量の低下や筋力発揮の減弱の主要因である。

筋小胞体

筋小胞体は活動電位の指令を受け取り、筋小胞内に蓄積したカルシウムイオンを細胞質内へ放出することによって筋収縮を誘導する。加齢による筋線維横断面積当たりの張力低下の要因として、興奮収縮連関の機能的な障害が考えられている。高齢者の骨格筋において、筋小胞体のカルシウム放出チャンネルであるリアノジン受容体や電位センサーとして作用するジヒドロピリジン受容体のチャンネル数は維持されている。その一方、高齢期の骨格筋では、リアノジン受容体からカルシウムイオンの漏出が生じることによって、筋小胞体内のカルシウムイオン量が低下するほか、細胞質からのカルシウムイオン取り込みも低下する。その結果、筋収縮―弛緩を制御するカルシウムイオン放出―取り込みサイクル機能の不全が起こる。そのため活動電位誘発性のカルシウムイオンの一過性の上昇（カルシウムトランジェント）が減弱し、張力が低下する。

ミトコンドリア

ミトコンドリアは酸化的リン酸化によるATP合成に加えて、熱産生、カルシウムイオン循環、アポトーシス（自己細胞死）制御などを調節する細胞内小器官である。加齢は、ミトコン

ドリアの機能や形態の変化をもたらし、ATP産生能力を低下させる。これは高齢期の有酸素性運動の作業能力が低下する大きな要因となっている。げっ歯類の老化した骨格筋では、クレブスサイクルや電子伝達系の関連酵素の活性が若齢期の50％まで低下することが確かめられている。このような変化の背景には、加齢によるミトコンドリアDNA変異などが関係している。ミトコンドリアマトリックス内に生理的範囲でカルシウムイオンが増加すると、ATP合成、活性酸素種（ROS）産生に関わる酵素が活性化される。ところが、老齢筋の筋小胞体からはカルシウムイオンが漏出し、ミトコンドリアへの過剰なカルシウムイオン流入が生じる[7]。ミトコンドリアのカルシウム蓄積は、ミトコンドリアの機能障害をもたらす。特に、アポトーシス促進性たんぱく質であるbaxが活性化され、アポトーシスが誘導される。このようなミトコンドリアの障害も筋萎縮を誘発する要因となっている。

毛細血管

毛細血管は筋線維を取り囲むように配列されており、多くの筋線維が3〜6本の毛細血管によって囲まれている（写真1）。筋線維を取り囲む毛細血管の数は筋線維タイプと筋線維のサイズによって異なっている。一般的には速筋線維よりも遅筋線維において毛細血管数は多い傾向がある。また、毛細血管数と筋線維サイズとの間に有意な相関関係がある[8]。このことは、筋線維を取り囲んでいる毛細血管数は筋線維タイプだけではなく、筋線維のサイズによっても規定されることを示唆している。つまり、酸素や栄養素を必要とする血液の需要側である筋線維のサイズや筋線維タイプの特徴によって、血液の供給側である毛細血管の数が変動する。

加齢に伴う筋萎縮や代謝特性の変化は毛細血管数の減少を伴う。その低下は筋線維サイズの変化と並行して起こるため、毛細血管密度のように一定面積当たりの血管数で評価した場合は、若者と高齢者でほぼ等しい値である。毛細血管を構成する血管内皮細胞のアポトーシスが加齢によって増加することが報告されており、その結果、毛細血管数が低下し、そのことが筋線維萎縮を誘発する因子となっている可能性がある。

写真1　筋線維の選択的な萎縮[8]

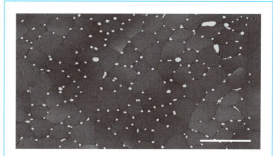
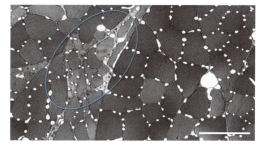

上：若齢ラット、下：高齢ラット
写真は骨格筋の横断面を表す。○で囲んだ部分に萎縮した筋線維が多く見られる。筋線維（特に速筋線維、TypeⅡ）は選択的に萎縮することが加齢現象の特徴である。筋線維を取り囲む小さな穴は毛細血管である。（スケール＝100 μm）

〔参考文献〕
1) Wilkinson DJ, Piasecki M & Atherton PJ：The age-related loss of skeletal muscle mass and function: Measurement and physiology of muscle fibre atrophy and muscle fibre loss in humans. Ageing Res Rev, 47：123-132, 2018.
2) Uezumi A, Fukada S, Yamamoto N, Takeda S & Tsuchida K：Mesenchymal progenitors distinct from satellite cells contribute to ectopic fat cell formation in skeletal muscle. Nat Cell Biol, 12：143-152, 2010.
3) Bottinelli R, Canepari M, Reggiani C & Stienen GJ：Myofibrillar ATPase activity during isometric contraction and isomyosin composition in rat single skinned muscle fibres. J Physiol, 481 (Pt3)：663-675, 1994.
4) Larsson L, Sjodin B & Karlsson J：Histochemical and biochemical changes in human skeletal muscle with age in sedentary males, age 22-65 years. Acta Physiol Scand, 103：31-39, 1978.
5) Larsson L, Degens H, Li M, Salviati L, Lee YI, Thompson W, Kirkland JL & Sandri M：Sarcopenia: Aging-Related Loss of Muscle Mass and Function. Physiol Rev, 99：427-511, 2019.
6) Burke RE, Levine DN, Salcman M & Tsairis P：Motor units in cat soleus muscle: physiological, histochemical and morphological characteristics. J Physiol, 238：503-514, 1974.
7) Andersson DC, Betzenhauser MJ, Reiken S, Meli AC, Umanskaya A, Xie W, Shiomi T, Zalk R, Lacampagne A & Marks AR：Ryanodine receptor oxidation causes intracellular calcium leak and muscle weakness in aging. Cell Metab, 14：196-207, 2011.
8) Kano Y, Shimegi S, Furukawa H, Matsudo H & Mizuta T：Effects of aging on capillary number and luminal size in rat soleus and plantaris muscles. J Gerontol A Biol Sci Med Sci, 57：B422-427, 2002.

骨格筋量の測定と評価

POINT

- サルコペニア診断のための骨格筋量測定には二重エネルギーX線吸収法（dual-energy X-ray absorptiometry：DXA）、コンピューター断層撮影法（computed tomography：CT）、磁気共鳴画像法（magnetic resonance imaging：MRI）、生体電気インピーダンス法（bioelectrical impedance analysis：BIA）が主に用いられ、それぞれが長所と短所を有している。
- サルコペニア診断の骨格筋量の指標としては体肢除脂肪量（appendicular lean mass：ALM）、特に、身長の2乗で割った相対値（ALM/身長^2）が主に用いられる。
- アジア人におけるサルコペニア診断のALM/身長^{2}のカットオフ値として、DXAを用いた場合は男性では7.0 kg/m^2、女性では5.4 kg/m^2、BIAを用いた場合は男性では7.0 kg/m^2、女性では5.7 kg/m^{2}が提案されている。
- サルコペニア診断指標の1つとして骨格筋量は重要となるが、最終的には、筋力や身体機能の指標を合わせた総合的な判断が必要となる。

はじめに

　1998年Baumgartnerら[1]、2003年Newmanら[2]によりデータに基づくサルコペニアの定義づけがなされた際には、骨格筋量、特に四肢の骨格筋量の減少が指標として用いられていた。その後、世界各地域で実施された大規模調査等の結果から、骨格筋量に加えて筋力や身体機能の指標も合わせた、総合的なサルコペニア診断が必要であることが提唱されてきている。そのような中でも、骨格筋量の減少は、運動機能・パフォーマンスや日常生活の活動量の低下と密接に関係する表現型であり、適切なサルコペニア診断を行うためには、その変化を正しく測定・評価することが重要である。そこで本章では、サルコペニア研究・診断で用いられる骨格筋量の測定・評価方法を概説する。

骨格筋量の測定方法

　骨格筋量を測定・推定するためには多くの方法があるが、2010年にサルコペニアに関す

表1　主な骨格筋量評価方法の長所と短所

方法	測定項目	長所	短所・制限
二重エネルギーX線吸収法（DXA）	除脂肪量	高確度、短い撮像時間、低い放射線被曝線量	放射線被曝あり、中コスト、筋量の指標として除脂肪量を採用、測定場所が限定、装置により異なる値
コンピューター断層撮影法（CT）	筋横断面積（筋体積）	高確度、筋内脂肪の浸潤度を評価可能	高い放射線被曝線量、高コスト　測定場所が限定、解析に長時間を要する
磁気共鳴画像法（MRI）	筋横断面積（筋体積）	高確度、放射線被曝なし、筋と筋内脂肪を評価可能	長い撮像時間、高コスト、測定場所が限定、解析に長時間を要する
生体電気インピーダンス法（BIA）	除脂肪量	高い可搬性、低コスト、複雑な技術の必要なし、解析が短時間	電気抵抗値を用いて除脂肪量を推定、体液バランス・体温・姿勢変化の影響あり、装置により異なる値（異なる推定式）

るヨーロッパのワーキンググループ（European Working Group on Sarcopenia in Older People：EWGSOP）から発表された統一見解[3]の中では、①CTとMRIが、より正確な骨格筋量評価を可能とするゴールドスタンダードであること、②CTおよびMRIの応用上の制限から、これらに代わる方法としてDXAが適していること、および、③より可搬性の高い有用な方法としてBIAが挙げられること、が示されている。実際、サルコペニア研究・診断においてはこれらの4つの方法が主に用いられてきているが、それぞれが異なる測定原理やデータ算出・推定方法、長所と短所・限界を有している（表1）。以下に、各測定法の概要を述べる。

（1）DXA

1998年、Baumgartnerら[1]により、データに基づくサルコペニアの定義・診断基準が発表されて以降、サルコペニア研究・診断における骨格筋量の評価方法として最も多く利用されているのがDXAである。DXAは、2種類の異なるエネルギーのX線を照射した際の組織のX線吸収率の違いから骨量、脂肪量、除脂肪（除脂肪軟組織）量を評価する方法である（写真1a）。比較的短いスキャン時間、相対的に低い被曝線量で確度の高い測定が可能であることから研究や臨床診断で応用しやすい。DXAで導き出される除脂肪量がサルコペニア診断における骨格筋量の指標として用いられるが、この中には、骨格筋だけではなく、結合組織や線維組織、血液、水、臓器などが含まれる点、および、装置により測定値が異なる可能性がある点には注意しなければならない。

写真1　全身DXA(a)、大腿部のCT(b)およびMRI(c)画像例

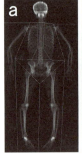
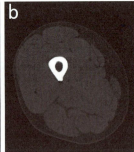
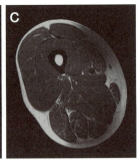

（2）CT

一般的なCTはX線CTを表し、360度の全方位からX線を照射して得られた組織のX線透過率の投影データをコンピューターで計算して画像化する方法である。CT画像は、水を0

Hunsfield unit（HU）、空気を－1000 HUと設定したX線吸収率の相対値（CT値）で表現される。CTは、直接的に生体を画像化し、CT値の違いから骨格筋と脂肪、骨等を明瞭に区別することができるため、確度の高い骨格筋量の評価が可能である。また、筋内脂肪量とCT値は負の相関関係があることから[4]、筋内脂肪の浸潤度といった質的変化を評価できる可能性も示されている。

（3）MRI

MRIは、磁場とラジオ波を利用して生体内に存在するプロトン（^1H）の核磁気共鳴信号を検出し、それを画像化する方法である（図1c）。MRIも直接的に生体を画像化し、信号強度の違いから骨格筋と脂肪、骨等を明瞭に区別することができるため、確度の高い骨格筋量の評価が可能である。さらに、水と脂肪のケミカルシフトの違いを応用して、筋と筋内脂肪を分離した評価も可能である。MRIの特有上、画像上にケミカルアーチファクト、歪み、磁場不均一性による信号強度のムラなどが現れる場合があるため、これらの影響を考慮した適切な撮像および分析が必要となる。

前述のように、その高い正確性、妥当性から、CTとMRIは骨格筋量測定のゴールドスタンダードと考えられている。しかしながら、筋体積を算出する際には、対象となる筋全体の連続横断画像を解析しなければならないため多大な時間と労力を要する。さらに、コストが高いこと、測定場所が限定されること、CTは被曝線量が大きいこと、MRIは全身撮像に比較的長時間を要すること、等の制限があることから、大規模な調査での使用には限界がある。

（4）BIA

サルコペニア研究における骨格筋量の評価法としてDXAに続いて多く利用されているのがBIAである。BIAは、生体に微弱な電流を流した際の電気抵抗値を用いて脂肪量、除脂肪量を推定する方法である。単一周波数や複数周波数を用いる方法、部位別から全身を対象とする方法があり、特に、サルコペニア診断指標となる骨格筋量の評価には、四肢の除脂肪量を算出できる部位別（segmental）BIAが有用となる。相対的に低コストで複雑な技術を必要とせず、素早いデータ算出が可能であり、可搬性も高いといった特徴から、大規模な調査で応用しやすい。しかしながら、BIAでは直接的に骨格筋量を測定しているのではなく、電気抵抗値から除脂肪量を推定していること、測定値が体液バランス、体温、姿勢変化などの影響を受けること、および、装置によりデータ算出の推定式が異なるという点には注意が必要となる。

サルコペニア診断のための骨格筋量評価

以上のような方法で測定される骨格筋量の測定値・推定値の中で、サルコペニア診断のための指標として最も多く用いられているのが腕と脚の除脂肪量の合計である体肢除脂肪量である。研究によってはappendicular skeletal muscle mass（ASM）とも表されるが同意となる。ALMは絶対量で用いられる場合もあるが、体の大きさで補正した値として、身長の2乗に対する相対値（ALM/身長^2）または体格指数（body mass index：BMI）に対する相対値（ALM/BMI）が用いられることが多く、前者はskeletal muscle index（SMI）と称される場合もある。

サルコペニア診断のための骨格筋量の基準（カットオフ値）としては、若年成人の平均値−2標準偏差未満が多くの研究で採用されている。2010年のEWGSOPからの統一見解発表以降、欧米やアジア地域で実施された大規模調査から得られたサルコペニア診断の骨格筋量のカットオフ値、および、日本人を対象とした研究で報告されたカットオフ値の一覧を表2に示す。全体的に類似した値が得られてはいるが、アジア地域・日本で得られたDXAでのカットオフ値が欧米のデータよりも低値を示す傾向がある。これには、アジア地域住人における民族性、生活スタイル、文化などの違いに起因するコホート効果が関係していると考えられている[6]。

表2　サルコペニア診断のための主な骨格筋量指標のカットオフ値

報告グループ（発表年）	指標	ALM測定方法	カットオフ値 男性	カットオフ値 女性
European Working Group on Sarcopenia in Older People (2010)[3]	ALM/身長^2	DXA	7.23 kg/m^2	5.67 kg/m^2
International Working Group on Sarcopenia (2011)[5]	ALM/身長^2	DXA	7.23 kg/m^2	5.67 kg/m^2
Asian Working Group for Sarcopenia (2014)[6]	ALM/身長^2	DXA	7.0 kg/m^2	5.4 kg/m^2
	ALM/身長^2	BIA	7.0 kg/m^2	5.7 kg/m^2
Foundation for the NIH Sarcopenia Project (2014)[7]	ALM/BMI	DXA	0.789	0.512
日本人を対象とした研究				
Sanadaら(2010)[8]	ALM/身長^2	DXA	6.87 kg/m^2	5.46 kg/m^2
Tanimotoら(2012)[9]	ALM/身長^2	BIA	7.0 kg/m^2	5.8 kg/m^2
Yamadaら(2017)[10]	ALM/身長^2	BIA	6.8 kg/m^2	5.7 kg/m^2

ALM (appendicular lean mass)：体肢除脂肪量、BMI：body mass index

最後に

サルコペニア研究・診断の骨格筋量評価で使用される各測定法にはそれぞれの特徴があるため、それらを十分に理解して正しい値を導き出し、適切な解釈を行わなければならない。また、はじめに示したように、最終的なサルコペニア診断の際には、骨格筋量とともに筋力や身体機能の指標を合わせた総合的な判断が望ましい。

〔参考文献〕

1) Baumgartner R N et al: Epidemiology of sarcopenia among the elderly in New Mexico. Am. J. Epidemiol, 147(8): 755-763, 1998.
2) Newman A B et al: Sarcopenia: alternative definitions and associations with lower extremity function. J. Am. Geriatr. Soc, 51(11): 1602-1609, 2003.
3) Cruz-Jentoft A J et al: Sarcopenia: European consensus on definition and diagnosis: Report of the European Working Group on Sarcopenia in Older People. Age Ageing, 39(4): 412-423, 2010.
4) Goodpaster B H et al: Skeletal muscle attenuation determined by computed tomography is associated with skeletal muscle lipid content. J. Appl. Physiol, 89(1): 104-110, 2000.
5) Fielding R A et al: Sarcopenia: an undiagnosed condition in older adults. Current consensus definition: prevalence, etiology, and consequences. International working group on sarcopenia. J. Am. Med. Dir. Assoc, 12(4): 249-256, 2011.
6) Chen L K et al: Sarcopenia in Asia: consensus report of the Asian Working Group for Sarcopenia. J. Am. Med. Dir. Assoc., 15(2): 95-101, 2014.
7) Cawthon P M et al: Cutpoints for low appendicular lean mass that identify older adults with clinically significant weakness. J. Gerontol. A Biol. Sci. Med. Sci, 69(5): 567-575, 2014.
8) Sanada K et al: A cross-sectional study of sarcopenia in Japanese men and women: reference values and association with cardiovascular risk factors. Eur. J. Appl. Physiol, 110(1): 57-65, 2010.
9) Tanimoto Y et al: Association between muscle mass and disability in performing instrumental activities of daily living (IADL) in community-dwelling elderly in Japan. Arch. Gerontol. Geriatr, 54(2): e230-e233, 2012.
10) Yamada Y et al: Developing and validating an age-independent equation using multi-frequency bioelectrical impedance analysis for estimation of appendicular skeletal muscle mass and establishing a cutoff for sarcopenia. Int. J. Environ. Res. Public Health, 14(7): E809, 2017.

筋力の測定と評価

> **POINT**
> - 筋力の測定・評価の方法は多様であり、測定条件によってその値は変化する。
> - 筋力は、骨格筋（筋線維）の収縮によりもたらされる「力」であり、筋節長や筋長、収縮様式、拮抗筋や共同筋さらには神経性因子などの影響を受けて変化する。
> - 筋力の評価法には、筋力測定による直接評価と筋肉量やパフォーマンスなどによる間接評価があり、必要に応じて適切な方法を選択すべきである。
> - リハビリテーションなどの臨床場面では、受傷した患側の筋力レベルの評価として、障害のない健側に対する相対値で評価することが多いが、健側の筋力変化や筋力の左右差を考慮すべきである。

「筋力」とは

　骨格筋機能の評価には、筋力や筋パワーあるいは筋持久力などの指標が用いられている。筋力発揮がなければ、日常生活動作が不可能となるのは言うまでもない。「筋力」の評価はスポーツ選手の体力レベルの評価はもちろん、リハビリテーションの現場においても不可欠であると言える。一方で、一口に「筋力」と言ってもその評価方法は多様であり、また測定条件によってその値は大きく変化してしまうことがある。したがって、筋力発生のしくみとその影響因子を正しく理解したうえで、適切な方法での評価が必須となる。

筋力の要素

（1）骨格筋の収縮

　「筋力」は、骨格筋（筋線維）の収縮によりもたらされる「力」である。そして、筋線維の収縮力の源は、ミオシンとアクチンと呼ばれる2つの収縮たんぱくの間で起こる相互作用の結果として発生する「滑り力」である。ミオシンにはATP分解酵素が含まれており、ミオシンとアクチンとの結合によりこのATP分解酵素は活性化され、ATPを分解し、そのATP分解に伴って発生する自由エネルギーの一部が力（滑り力）に変換されている。筋線維の単位横断面積当たりに含まれるミオシンの数はほぼ等しいので、筋線維が肥大すると筋線維の発揮する力

は増大する。したがって、筋力は筋線維あるいは骨格筋の横断面積に比例する。

（2）筋節長と筋長

　筋線維あるいは骨格筋が発生する力（張力）は、筋節長あるいは筋長に依存して変化する。これは、筋節長が変化すると、相互作用できるミオシンとアクチンの数が変化することによる。一般に、静止長すなわち基本肢位での筋長における張力を基準に、それより筋長（筋節長）が短縮すると発揮張力は低下し、静止長よりわずかに伸長すると張力は増大するものの、伸長しすぎても逆に発揮張力は低下する。

（3）収縮様式

　筋収縮中の筋長変化に着目した場合、筋長が変化しない等尺性収縮、筋長が短縮する短縮性（求心性）収縮および筋長が伸長する伸張性（遠心性）収縮の3つの収縮様式に大別できる。これら3つの収縮様式では、遠心性収縮、等尺性収縮、そして短縮性収縮の順に大きな筋力を発揮する（誌面の関係で詳細な説明は省略する）。

　また、短縮性収縮の際に観察される関節運動の速度が一定である場合、等速性収縮と呼ぶ。コンピューター制御筋力測定装置（「筋力の評価法」を参照）を使用しないと等速性収縮を行うことは難しい。また、同じく短縮性収縮をする際に、発揮する張力が一定である収縮は、等張性収縮と呼ばれる。ダンベルなどのフリーウェイトを用いた筋運動は、この等張性収縮である。

（4）拮抗筋と共同筋

　われわれが測定する「筋力」は、一般に骨格筋の収縮力により駆動される関節運動を回転させる力の大きさであるモーメントとして測定している。このモーメントは、主動（作）筋と拮抗筋さらには共同筋など複数の筋の収縮力が作用した合力として生じる。たとえば、肘関節の屈曲を考えた場合、肘の屈筋である上腕二頭筋や上腕筋、腕橈骨筋の収縮だけで肘は屈曲できるが、実際には拮抗筋である上腕三頭筋収縮による逆方向（肘伸展）に働く抵抗力の差が、実際に測定される肘関節の屈曲力となる。したがって、拮抗筋や共同筋の使い方次第で、測定される筋力は異なる。たとえば、主動筋にまったく変化がなくても、拮抗筋の活動を抑制することができれば、測定される筋力は増大することになる。こうした選択的な筋の収縮は、筋力の神経性制御の1つである。

（5）神経性因子

　骨格筋は多数の筋線維から構成されているが、ある骨格筋が収縮する際、その骨格筋に含まれるすべての筋線維が収縮することはなく、一部の筋線維のみ収縮する。1個のα運動神経細胞とそれに支配される筋線維群は運動単位と呼ばれ、運動単位に含まれる筋線維は同期して収縮する。大きな力を発揮するためには、より多くの筋線維が収縮する必要があるが、筋力レベルの調節は動員される運動単位の数による。また、運動単位に含まれる筋線維数が少ない（神経筋支配比が小さい）ほど細かな筋力調節が可能となる。

　ヒトの生理機能の多くは、中枢神経系により抑制的支配を受けている。筋力発揮についても

同様であり、ヒトの筋力は抑制状態にある。実際、この抑制に係る中枢神経に障害が発生すると、これまで経験したことのないような筋力が観察される[5]。生理的条件下でも、中枢性抑制の解除は骨格筋になんら変化がなくとも筋力の増加をもたらす。いわゆる「火事場の馬鹿力」は、火事という緊急事態によりこの抑制が解除されることで、ふだんでは到底持つことができないようなタンスなど重い物を担いで逃げることができるというものである。また、大きな掛け声なども中枢性抑制の解除に有効である。

筋力の評価法

（1）筋力測定による直接評価

　筋力を直接測定して評価するには、一般に筋力計（dynamometer）や張力計（tensionmeter）などが用いられている。実際に筋力測定の際に用いられている装置は、体重計や握力計あるいは背筋力計などを利用した簡易型測定器から、等速性収縮による筋力（以下、等速性筋力）を評価可能な装置まで多種多様である。等速性筋力が測定可能なコンピューター制御筋力測定装置としては、サイベックス（Cybex）やバイオデックスシステム（Biodex System）、マイオレット（Myoret）やキンコム（Kin Com）などが使用されている。評価したい筋力に応じて適当な装置を選択すればよく、単に等尺性最大筋力を測定するのであれば高価な機器は必要としない。握力や背筋力、脚伸展力など特定動作時の筋力を測定する特定の関節運動の評価には専用の筋力測定装置も多数販売されているうえ、筋力測定装置を自作することもそれほど難しいことではない。

　ハンドダイナモメーター（hand held dynamometer：HHD）は、医療機関などでよく行われる簡便な筋力評価に用いられる。このHHDによる筋力評価の際には、いくつか注意しなければならないことがある。1つ目は、筋力は筋長に依存して変化することである。したがって、評価する際の筋長すなわち肢位（関節角度）は一定にすべきである。2つ目は、前述したように収縮中の筋長の変化も筋力を左右することである。HHDを保持する力の設定には十分な注意が必要である。

（2）筋肉量による間接評価

　骨格筋が発生する収縮力は筋の横断面積に比例することから、骨格筋横断面積あるいは厚みを評価することで筋力の間接的評価が可能である。最も簡便な方法としては、評価したい骨格筋を含む周囲径の測定である。コンピューター断層撮影（CT）像[2]や磁気共鳴画像（MRI）、で対象とする骨格筋横断面積を評価できる[3]。超音波断層診断装置による筋肉厚の評価も同様に扱うことが可能である。

　筋肉量による筋力評価の際には、以下の点に注意が必要である。1つ目は、骨格筋量に与える血液量の影響を考慮しなければならない。骨格筋組織には多くの毛細血管が含まれている。このことは、血液量の変化が骨格筋量を変化させることを意味する。たとえば、測定前の姿勢や活動量は下肢骨格筋量を変化させる。したがって、下肢骨格筋量の評価の際には、最低でも測定30分前から測定対象者の活動や姿勢を制御する必要がある。2つ目は、部位によって測定

値は異なるので、同一部位での評価が必須である。骨マーカーなどを利用して、同一部位を測定しなければならない。また、個人間で比較する場合は、骨格筋の長さも異なるので、相対的な部位での評価も必要となる。3つ目は、測定者間による誤差である。特に、周囲径の測定や超音波断層診断装置による測定は、測定者により結果が大きく異なる。したがって、同じ測定者がすべての測定を実施すべきある。

(3) パフォーマンスによる間接評価

最大挙上可能なウェイトなど、パフォーマンスも筋力評価としてよく採用される方法である。1回のみ挙上し得る最大重量を1RM（one-repetition maximum）と呼び、さまざまなウェイトを用いて特定重量のウェイトを何回反復して挙上できるかで評価する。1RMの評価は、必ずしも挙上動作である必要はない。トレーニングの現場では、筋力評価をこの1RMの測定で行っているケースが多い。もちろん、1RMの測定には厳密な重量設定が必須であるが、実際にはこの重量設定は難しい。そのため、1RM以下の運動の反復回数から1RMを推定する方法が用いられている。

また、下肢全体の複合的な脚筋力の評価としていす座り立ちテストやtime up & goテスト（TUG）などが用いられている。こうしたパフォーマンステストには、特別な装置がなくても実施可能であるというメリットがある。

(4) 評価者の主観による筋力の間接評価

医療機関で実施される徒手筋力検査（MMT：manual muscle test）は、測定者が設定した抵抗あるいは重力に対する筋力を評価する方法である[1]。MMTの判定基準は示されているものの、測定者の主観を排除できないので、微妙な筋力の変化を評価するのは難しい。ただし、特別な装置が不要であることから、臨床的には有用な方法である。

(5) 健側に対する相対筋力

リハビリテーションなどの臨床場面では、受傷した患側の筋力レベルの評価として、障害のない健側に対する相対値で評価することが多い。もちろん、これは四肢の筋力にのみ適応できることであるが、障害やその後の不活動や治療などにより低下した筋力の回復状態を評価する方法として用いられている。一般に、よく管理された一流アスリートを除けば、受傷前の筋力レベルは不明であることから、健側の筋力レベルを回復の基準とする方法である。しかし、この健側を基準とした筋力評価の際には、注意しなければならないことがある。

まず、健側の筋力レベルも受傷側の影響で低下している可能性である。健側の筋力評価を実施する時期にもよるが、受傷後は活動量が低下していることから、健側の筋力も低下することが予想される。

次に、筋力の左右差の存在である。対象者の生活特性などにもよるが、左右の筋力差が全くないということはないであろう。特に、競技スポーツ選手であれば、競技特性から一側性の運動を伴うスポーツも少なくないことから、10％程度の左右差はあると考えるべきである。

まとめ

　筋力の評価方法は多様であり、測定条件や測定対象者の内的要因によってその値は変化する。また、筋力の評価方法としては直接筋力を測定する方法以外にもあり、筋力評価の目的を達成し得る適切な方法の選択が求められる。

〔参考文献〕
1) 石川朗（責任編集）：理学療法テキスト　理学療法評価学Ⅰ，中山書店，2013.
2) Goto K, Oda H, Morioka S, Naito T, Akema T, Kato H, Fujiya H, Nakajima Y, Sugiura T, Ohira Y, Yoshioka T：Skeletal muscle hypertrophy induced by low-intensity exercise with heat-stress in healthy human subjects. Jpn. J. Aerospace Environ. Med, 44: 13-18, 2007.
3) Goto K, Oda H, Kondo H, Igaki M, Suzuki A, Tsuchiya S, Murase T, Hase T, Fujiya H, Matsumoto I, Naito H, Sugiura T, Ohira Y, Yoshioka T：Responses of muscle mass, strength and gene transcripts to long-term heat stress in healthy human subjects. Eur. J. Appl. Physiol, 111(1)：17-27, 2011.
4) 後藤勝正，吉岡利忠：力を発揮する分子機構．体育の科学，50(8)：588-592, 2002.
5) 後藤勝正，吉岡利忠：筋力および筋力低下の生理学．理学療法ジャーナル，52(1)：5-14, 2018.

筋力トレーニング

> **POINT**
>
> ●筋力トレーニングのうち、最も広く行われているのは等張力性トレーニングである。
>
> ●通常の等張力性トレーニングで筋肥大効果を得るためには、最大挙上負荷の65%（65%1RM）以上の強度が必要である。
>
> ●70%1RM以上の高強度トレーニングは高齢者でも筋肥大をもたらすことから、サルコペニアの予防・改善に効果的とされている。
>
> ●筋の張力を維持して行う「スロートレーニング」により、30%1RMの低強度でも筋肥大と筋力増強が可能である。
>
> ●サルコペニアの予防・改善を目的とする場合には、個人の状況に応じて、強度にこだわらない柔軟なトレーニングプログラムを用いるとよい。

筋力トレーニングの一般的プログラム

（1）トレーニングの種類

　筋力トレーニングは、筋の収縮（筋活動）様式に基づき、①等尺性トレーニング（isometric training）　②等張力性（または等張性）トレーニング（isotonic training）　③等速性トレーニング（isokinetic training）　④増張力性トレーニング（auxotonic training）　⑤プライオメトリックトレーニング（plyometric training）または伸張—短縮サイクルトレーニング（stretch-shortening cycle training：SSC training）に分類することができる。①は筋の長さが一定の条件の下で張力発揮を行うもの、②はバーベルやウエイトスタックなどの一定の荷重負荷のもとで筋活動を行うもの、③は専用の等速性マシン等を用い、筋の短縮・伸張速度を一定に保った条件下で筋活動を行うもの、④はバネやラバーバンドのような弾性体を引っ張ることにより、筋の短縮とともに張力も増大するもの、⑤は張力発揮中の筋を伸張し、すばやく切り返して短縮させることで、短縮中のパワー発揮を増強させるものである。ここでは、最も広く行われている等張力性トレーニングを中心に概説する。

（2）プログラム変数とトレーニング効果

　トレーニングを行ううえで、あらかじめ決定しておかなければならない要素をプログラム変数と呼ぶ。プログラム変数のうち、トレーニング種目ごとの強度、量、頻度の三者をトレーニングプログラムの3要素と呼ぶ。等張力性トレーニングにおける強度は多くの場合、最大挙上負荷重量（1-repetition maximum：1RM）に対する割合（％1RM）で決める。通常、1セット当たり正確な動作での反復が可能な最大反復回数を行い、この値を repetition maximum（RM）と呼ぶ。90％1RM を超える強度では、RM値は4程度になり、筋肥大よりも神経系の改善に及ぼす効果のほうが大きい。このため、筋のサイズをあまり増やすことなく筋力を増大する目的で用いられる。筋を効果的に肥大させるためには、やや負荷強度を下げ（70～85％1RM）、同時にトレーニングの量を増やす必要がある（7～12 RM程度）。一方、65％1RM 以下の強度では、筋肥大や筋力の増強はあまり起こらず、筋持久力の改善が主効果となる[1]。

　図1に強度とセット当たりの容量（エネルギー的容量＝強度×反復回数）の関係を示す。筋肥大のためには、高い強度と大きな容量の双方を満たす必要があり、その最適条件が80％1RMを中心とする強度であると考えることができる。こうした高強度トレーニングの効果は多くの研究で実証されており、アメリカスポーツ医学会（ACSM）は、筋肥大を目的とする場合、高齢者においても、65～75％1RMの高強度を用いることを推奨している[2]。

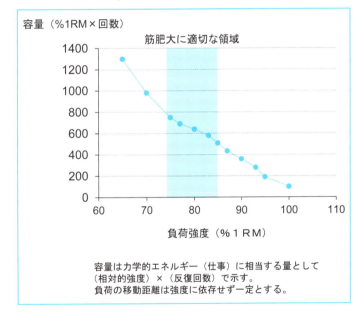

図1　通常の等張力性トレーニングにおける1セット当たりの強度と容量の関係

容量は力学的エネルギー（仕事）に相当する量として（相対的強度）×（反復回数）で示す。
負荷の移動距離は強度に依存せず一定とする。

　頻度については、トレーニング後に筋力が完全に回復するまでに2～3日を要することから、同一筋群当たり週2～3回がよいとされている。筋のたんぱく質合成を調べた実験では、トレーニング刺激後約48時間にわたってたんぱく質合成が上昇することが報告されており、たんぱく質代謝の観点からも週2～3回が適していると言える[3]。

（3）筋線維の肥大と筋線維タイプ

　筋力トレーニングによって肥大するのは主に速筋線維（TypeⅡb、ⅡxおよびⅡa線維）である[4]。したがって、筋肥大を目的とする場合、まず速筋線維を活動させる必要がある。速筋線維は、遅筋線維（TypeⅠ線維）に比べ、運動単位のサイズが大きく、その動員閾値も高いという特徴をもつ。通常の筋力発揮では、まず閾値の低い遅筋線維から動員され、筋力の増大と

ともに速筋線維が付加的に動員されていく[5]。これを「サイズの原理」と呼ぶ。したがって、速筋線維を動員するためには、高い強度が必要となり、その下限が65％1RM程度の強度であろうと考えられる。

一方、速筋線維に肥大という適応を引き起こすためには、動員することに加えて疲労させることが必要であり、そのため強度と容量の双方を満たす必要があると推測されている。

筋力トレーニングによるサルコペニア予防

（1）サルコペニアの特徴

加齢に伴う筋量の減少は、上肢筋群に比べ、下肢・体幹の抗重力筋で著しいとされている[6]。特に、大腿四頭筋では、筋線維横断面積が30〜80歳の50年間で半分以下にまで減少する[7]。大腿四頭筋や臀筋群は「立つ」「歩く」などの日常動作にとって重要であるばかりでなく、本来のサイズが大きいため、全身の代謝活性に及ぼす影響が大きい。したがって、サルコペニアの予防という観点では、なるべく早期のうちからこれらの筋を対象としたトレーニングを行うのが望ましい。

筋の質的変化という観点では、加齢に伴って速筋線維の数が減少し、その断面積も減少する[8]。こうした変化は、50歳ごろから現れる。活動不足による廃用性萎縮では、主に遅筋線維に著しい萎縮が起こることから、サルコペニアと廃用性萎縮の間には根本的なメカニズムの違いがあると考えられている。

（2）健常高齢者を対象とした筋力トレーニングの効果

健常な高齢者を対象とし、筋力トレーニングの筋肥大効果を調べた研究は多数報告されている。その結果をまとめると、70％1RM以上の高強度×2回／週×8週間以上のトレーニングにより有意な筋力向上、筋あるいは筋線維の肥大が認められる[9]。

特筆すべき研究として、Krygerら[10]は、85〜97歳の高齢男女11名（平均年齢88歳）を対象とした高強度の筋力トレーニングの効果を報告している。トレーニングは週3回、12週間にわたり、膝伸展および膝屈曲（ニーエクステンション／フレクション）を行った。強度と量は、初期の2週間は50％1RMを用いた馴化期間とし、以後は80％1RM×8回×3セットであった。トレーニング群では、等尺性最大膝伸展筋力で平均37％、大腿四頭筋横断面積で平均9.8％の有意な増加が認められた。筋線維別の変化では、速筋線維（TypeIIa）の占める横断面積の割合が増加し、IIA型ミオシン重鎖（MHCIIA）の発現量の増加が認められた。これらは、トレーニングによって速筋線維の肥大が生じたことを示唆する。

このように、高強度の筋力トレーニングは、健常高齢者に対し効果的に筋肥大と筋力増強をもたらすこと、さらに速筋線維の肥大をもたらすことから、サルコペニアを予防する運動として最も効果的と考えられている。一方、高齢者を対象とした多くの介入研究で高強度が用いられてきた理由は、「確実に効果が上がる」強度が好まれたためであり、トレーニング方法そのものに関する検討が十分に加えられてきたわけではない。

筋力トレーニングによるサルコペニアの改善

　筋力トレーニングがサルコペニアと診断された患者に対して改善効果をもたらすかについては、まだ限られた数の研究しか行われていないようである。

　高強度トレーニングの効果については、サルコペニア患者1名を対象としたケーススタディが報告されている[1]。この研究では、レッグプレス、ベンチプレス、ニーエクステンション・フレクションなど、下肢・体幹大筋群を対象とした6種目、2～4回／週、12週間の漸増負荷トレーニングが行われた。強度と量は、1週目は（40％1RM×15回×2セット）、2～4週目は（65％1RM×12回×2セット）、5～10週目は（70％1RM×12回×2セット）、最終2週は（75％1RM×12回×2セット）であり、トレーニング後に骨格筋指数（SMI）が6.8から7.43 kg/m^{2}に9.3％増加し、体脂肪率が1.6％減少したと報告されている。

　一方、多人数を対象とした介入では、介護施設での筋力トレーニングの効果が報告されている[2]。対象は42名の男女（平均年齢85.9歳）で、そのうち35.7％がサルコペニアと判定されていた。トレーニング群（21名）は、空圧マシンを用いた6種目のトレーニングをそれぞれ10～15回×2セット、2回／週、6か月行った。その結果、SMI、除脂肪量、握力、歩行速度のいずれにおいても、対照群（非トレーニング）で有意に低下したのに対し、トレーニング群では低下しなかった。

　また最近、サルコペニア肥満と診断された女性を対象として、弾性バンドを用いたトレーニングの効果が調べられている[3]。この研究では、56名の女性（平均年齢67歳）のうち、介入群（28名）はセラバンドを用いたトレーニング（増張力性）を3回／週、3か月行った。その結果、介入群では対照群との間に有意な骨格筋量の差（約0.7 kg）が生じたと報告されている。

トレーニングプログラムの多様化

（1）スロートレーニング

　高強度の筋力トレーニングでは、外傷や慢性障害への考慮が必要である。健常高齢者の場合、適切なフォームを指導することによりそれらの危険性を低減することは可能と考えられるが、フォームが適切であっても、大きな筋力発揮に伴い急激な血圧上昇が起こる場合がある。若齢者を対象とした研究では、80％1RM強度でのニーエクステンション中に、収縮期血圧が約240 mmHgまで上昇することが報告されている[4]。したがって、サルコペニアが種々の合併症をもつ場合や、さまざまな疾患がサルコペニアの要因となっている場合（二次性サルコペニア）などを考慮すると、より低強度で筋肥大や筋力増強効果をもたらすことのできるトレーニング方法を開発することが望まれる。

　スロートレーニング（筋発揮張力維持スロー法）は、そのような目的にかなう方法の1つと考えられる。この方法では、等尺性最大筋力の30％程度の力を発揮すると、筋内圧の上昇により筋血流が抑制される現象を利用する。すなわち、負荷が軽くとも、筋の発揮張力を維持しながらゆっくりと負荷を上げ下げする（典型的には3秒で挙上、1秒静止、3秒で降下）ことにより、筋血流の低減→筋内酸素化レベルの低下→急速な筋疲労→速筋線維の追加的動員が起こ

る[15]。研究では主にニーエクステンションが用いられており、若齢者では50％1RM×8回×3セット、2回／週、3か月という条件で、80％1RM×8回×3セットの通常速度のトレーニングと同程度の筋肥大が生じた[14]。平均年齢70歳の高齢男女（スロー群：9名）では、30％1RM×13回×3セット、2回／週、3か月という、さらに低強度の条件でも筋肥大が起こった[15]。一方、同強度、同容量のトレーニングを通常の速度（1秒で挙上、1秒で降下）で行った場合には有意な筋肥大は認められなかった（図2A）。また、スロートレーニングの場合には、セットの後半で疲労に伴う筋活動量の増加が認められた（図2B）。

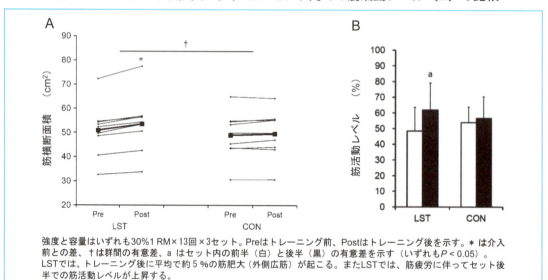

図2 低強度スロートレーニング（LST）と同強度・同容量の通常動作のトレーニング（CON）の筋サイズに及ぼす長期効果（A）と、セット内での筋活動レベル（B）の比較[15]

強度と容量はいずれも30％1RM×13回×3セット。Preはトレーニング前、Postはトレーニング後を示す。＊は介入前との差、†は群間の有意差、aはセット内の前半（白）と後半（黒）の有意差を示す（いずれも$P<0.05$）。LSTでは、トレーニング後に平均で約5％の筋肥大（外側広筋）が起こる。またLSTでは、筋疲労に伴ってセット後半での筋活動レベルが上昇する。

Burdら[16]は、スロー（6秒で挙上、6秒で降下）動作での片脚ニーエクステンションを30％1RMでRMまで行い、反対側で同強度・同回数（つまり同容量）のニーエクステンションを行った後の外側広筋での筋たんぱく質合成速度を調べ、スローで行った側でのみたんぱく質合成が上昇したと報告している。

これらの研究は、筋肥大効果には、エネルギー的容量に加え、時間的容量（力積あるいは力×時間）も重要となることを示唆している。筋線維の電気的な活動時間が長くなることにより、筋線維内のイオン環境などが蓄積的に変化するためではないかと思われる。

特別な器具を使用しない、自重スロートレーニングの効果についてはどうであろうか。Takenamiら[17]は最近、2型糖尿病患者男女10名（平均年齢68歳）を対象として、自重スクワット、前後開脚スクワット（"シザーズスクワット"）、トランクカールの3種目のスロートレーニングをそれぞれRM（8〜15回）×2セット、2回／週、4か月行うことで、大腿前面筋厚および膝伸展筋力が有意に増加し、HbA1c値が低下したと報告している。

（2）低負荷強度大容量法

最近のいくつかの研究から、低強度で通常の動作速度のトレーニングであっても、徹底的に

容量（エネルギー的容量）を増やすことで筋肥大が起こることがわかってきている。その一例として、Ogasawaraら[18]は若齢男性を対象として、30％1RM強度のベンチプレスを疲労困憊（RM）まで4セット（セット間休息3分）、2回／週、10週間のプログラム（低強度大容量）と、75％1RM、10回×3セット、同頻度・同期間のプログラム（高強度）との効果を比べ、両者でほぼ同様の筋肥大（大胸筋、上腕三頭筋）が生じたと報告している。

したがって、前述した「通常のトレーニングでは65％1RM以下の強度では筋肥大が起こらない」という一般原則は厳密には誤りであり、「筋全体が十分に疲労するまで容量を増せば低強度でも筋肥大が起こる」ということになる。しかし、このトレーニングは高強度トレーニングに比べはるかに「きつい」トレーニングとなる。健常な若齢者の場合、80％1RM強度のトレーニングは、「筋肥大のための最も楽な」トレーニングということもできる。

（3）筋肥大に必要なプログラム要素

以上の研究に基づき、筋肥大を目的とするトレーニングプログラムに求められる要素についてまとめると、図3のようになる。筋肥大のためには速筋線維を肥大させる必要がある。そのためには、なるべく多くの速筋線維を動員し、かつ疲労状態にまで追い込む必要がある。高強度では、最初から速筋線維が動員されるため、比較的低回数・小容量でもその条件を満たすことができる。低強度ではまず遅筋線維から動員されるため（サイズの原理）速筋線維は温存されているが、徹底的に容量を増すことで遅筋線維を疲労困憊にすれば、動作を継続するために速筋線維が動員される。外的に筋血流を制限したり、スローな動作で行ったりすることで、筋疲労に至るプロセスを加速し、容量を低減することが可能である。

筋肥大に必要なプログラムは決して画一的なものではなく、また強度のみに強く依存したものでもない。個人の年齢、筋力、健康状態などに応じた、多様なプログラムが可能と考えられる。

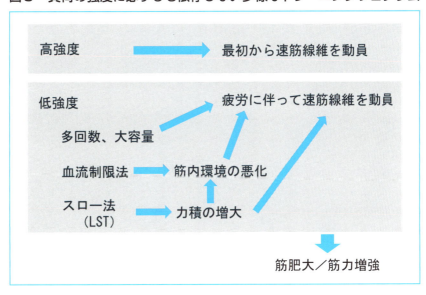

図3　負荷の強度に必ずしも依存しない多様なトレーニングプログラム

〔参考文献〕
1) McDonagh M J et al: Adaptive response of mammalian skeletal muscle to exercise with high loads. Eur J Appl Physiol, 52: 139-155, 1984
2) American College of Sports Medicine 2007. ACSM current comment: Resistance training and the older adult. http://www.acsm.org/docs/current-comments/resistancetrainingandtheoa.pdf
3) Philips S M et al: Mixed protein synthesis and breakdown after resistance exercise in humans. Am J Physiol, 273: E99-107, 1997.

4) Ishii N et al: Roles played by protein metabolism and myogenic progenitor cells in exercise-induced muscle hypertrophy and their relation to resistance training regimens. J Phys Fitness Sports Med, 1：83-94, 2012.
5) Hennemann E et al: Functional significance of cell size in spinal motoneurons. J Neurophysiol, 28: 560-580, 1965.
6) Israel, S. Age-related changes in strength and special groups. In "Strength and Power in Sport (Komi PV ed), 319-328, Blackwell, Oxford, 1992.
7) Lexell J et al: What is the cause of the ageing atrophy? Total number, size and proportion of different fiber types studied in whole vastus lateralis muscle from 15- to 83-year-old men. J Neurolog Sci, 84: 275–294, 1988.
8) Larsson L: Histochemical characteristics of human skeletal muscle during aging. Acta Physiol Scand, 117: 469-471, 1983.
9) 田中喜代次他：地域在住高齢者におけるサルコペニアの予防―レジスタンストレーニングによる介入. サルコペニアの基礎と臨床（鈴木隆雄　監修；島田裕之　編集）,真興交易医書出版部, 171-177, 2011.
10) Kryger A I et al: Resistance training in the oldest old: consequences for muscle strength, fiber types, fiber size, and MHC isoforms. Scand J Med Sci Sports, 17: 422-430, 2007.
11) Hunt D et al: The effects of a progressive resistance exercise (PRE) approach to training an adult classified as sarcopenic. Int J Stud Nursing, 2：1-7, 2017.
12) Bothaina H et al: Impact of resistance training on sarcopenia in nursing care facilities: A pilot study. Geriat Nursing, 37: 116-121, 2016.
13) Chun-De Liao et al: Effects of elastic band exercise on lean mass and physical capacity in older women with sarcopenic obesity: A randomized controlled trial. Sci Reports, 8：2317, 2018.
14) Tanimoto M et al: Effects of low-intensity resistance exercise with slow movement and tonic force generation on muscular function in young men. J Appl Physiol, 100: 1150-1157, 2006.
15) Watanabe Y et al: Effect of very low-intensity resistance training with slow movement on muscle size and strength in healthy older adults. Clin Physiol Funct Imaging, 34: 463-470, 2014.
16) Burd N A et al: Muscle time under tension during resistance exercise stimulates differential muscle protein sub-fractional synthetic responses in men. J Physiol, 590: 351-362, 2012.
17) Takenami E et al: The effects of low-intensity resistance training on muscular function and glycemic control in older adults with type 2 diabetes. J Diabetes Invest, in press, 2018.
18) Ogasawara R et al: Low-load bench press training to fatigue results in muscle hypertrophy similar to high-load bench press training. Int J Clin Med, 4：114-121, 2013.

第3章

代謝内分泌系疾患

肥満

糖尿病

脂質異常症

痛風

肥満

> **POINT**
>
> - 肥満は脂肪が過剰に蓄積した状態であり、体格指数（body mass index：BMI）25以上と定義される。肥満に加え、肥満に起因・関連する健康障害を有しているか、内臓脂肪蓄積が確認された場合は、治療の対象となる肥満症と定義される。
> - 体重管理のために食事指導は必須であり、運動指導よりもその貢献度は高い。運動による消費エネルギー量は、体重×運動強度×時間×頻度×期間で決まる。
> - 運動効果を高めるために、運動の強度や時間を増やすと、運動による危険性が増大するため、効果と安全性のバランスを保つことが重要である。
> - 運動に限らず、日常生活の中での身体活動量を増やすことでも、減量効果を高めることができる。

病態生理

　日本肥満学会によれば[1]、肥満は糖尿病や脂質異常症をはじめとした代謝性疾患や、それらを基盤として発症する冠動脈性疾患や脳血管障害、さらには睡眠時無呼吸、腎障害、骨・関節疾患、月経異常といったさまざまな健康障害を引き起こす。しかしながら、肥満はあくまでも脂肪が過剰に蓄積した状態を指し、ただちに病気に分類されるわけではない。日本肥満学会では、治療の対象となる肥満を「肥満症」として定義している。

　肥満の判定基準については、わが国のみならず国際的にも、体重/身長^2（kg/m^2）で算出されるBMIが用いられている。国際的には、BMI 30以上を肥満と定義しているが、わが国ではBMI 25以上を肥満と定義している。

　肥満症は、BMI 25以上の肥満であり、かつ以下のいずれかの条件を満たす場合と定義される。①肥満に起因ないし関連する健康障害を有するか、あるいは、健康障害の合併が予測される場合で、減量を要するもの（減量により改善する、または進展が防止されるもの）、②ウエスト周囲長によるスクリーニングで内臓脂肪蓄積を疑われ、腹部CT検査によって確定診断された内臓脂肪型肥満。この場合、健康障害を伴いやすい高リスク肥満と位置づけられる。

　前述の肥満症診断基準にもあるように、わが国では、腹腔内の内臓脂肪量を重視している。その背景には、内臓脂肪蓄積に伴う脂肪細胞機能異常として、アディポサイトカインの分泌異

常があり、このことが生活習慣病の発症につながると考えられているためである。

臨床的な考慮事項・運動指導に関する考え方

（1）体重管理のための基本的な考え方

　日常生活においては、特に意識をしなくても体重が一定に保たれていることが多い。このことは、1日の摂取エネルギー量と消費エネルギー量が基本的には釣り合っているということである。このエネルギー収支バランスがさまざまな原因によって崩れ、摂取エネルギー量が消費エネルギー量を上回った場合に、体重が増加する。減量プログラムの基本は、このエネルギー収支バランスを負に傾けることであり、そのために食事指導と運動指導が行われる。減量目標を立てる際には、図1のように体脂肪1kg当たり7,000 kcalと仮定して、目標のために減らしたいエネルギー量を計算し、食事量や運動量を計算する。

図1　減量目標を立てるための計算式

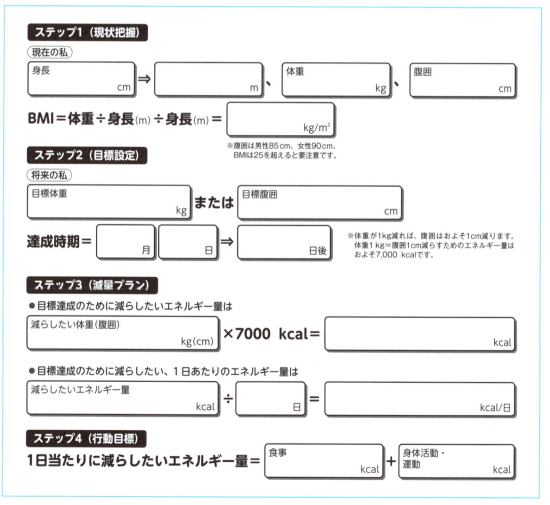

（出典）参考文献2）より引用

減量に対する貢献度は、一般的には食事が8～9、運動が1～2となる。これは、食事が朝昼晩、間食と夜食を含めて、3～5回の摂取頻度がある一方で、運動は1日1回できればよいほうであり、このような実践頻度の違いが影響している。たとえば、1回当たり250 kcalのエネルギー量を消費するような運動を週4回したとしても、1週間で消費できるエネルギー量は1,000 kcalである。それに対して、1回当たり250 kcal、昼食と夕食の食事量を減らすだけでも、1週間で3,500 kcalも減らすことができる。また、10分の食事で400～1,000 kcal（軽食で400 kcal程度、量の多いセットメニューで1,000 kcal程度）摂取できるのに対し、10分の運動で消費できるのは40～100 kcalであることも影響している（具体的な計算式は後述する）。

（2）運動指導のための基本的な考え方

　肥満に対する運動指導の第一の目的は、消費エネルギー量の増大である。運動による消費エネルギー量は、体重×運動強度×時間×頻度×期間で決まる。たとえば、1回当たり30分間のウォーキングを週3回、3か月間実践した場合に消費されるエネルギー量は、体重を80 kg、ウォーキングの運動強度を4メッツとして計算すると、80（kg）×（4－1）（メッツ）×0.5（時間）×3（/週）×12（週）＝4,320 kcalとなる。ここで、4メッツから1メッツを引いているのは、安静状態でも1メッツ分のエネルギーを消費していることから、何もしていない安静時間を運動時間に代えた差分が体脂肪の燃焼に貢献するためである。1 kgの体脂肪が7,000 kcalであると仮定すると、この程度の運動量では1 kgの減量も達成できないことになる（理論上は0.6 kgの減量となる）。

　運動効果を高めるために、考えられる方法は2つある。1つは運動の強度や時間を増やし、運動量を確保することであり、もう1つは運動以外の方法で消費エネルギー量を高めることである。1つ目の方法については、運動の強度、時間、頻度のすべてを高く設定すれば効果量が

図2　身体活動・運動支援の進め方

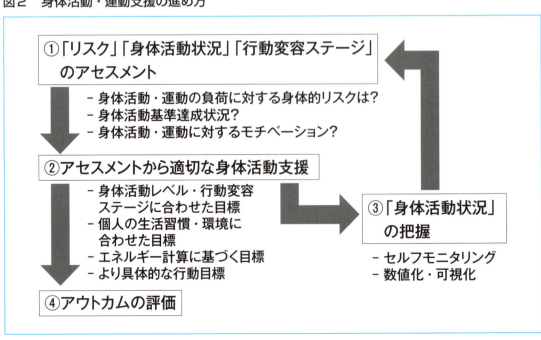

大きくなる。たとえば、8メッツのジョギングを1時間、週6日実践すれば、80（kg）×（8－1）（メッツ）×1（時間）×6（/週）×12（週）＝40,320 kcalとなり、これは5.8 kgの減量に相当する。しかしながら、この運動量を運動不足の肥満者が実践した場合、危険性が増大するため、効果と安全性のバランスをどのように保つかが重要な視点となる。もう1つの方法は、運動に限らず、日常生活の中での身体活動量を増やすことである。ふだん座っている10分間（1メッツ）を歩く時間（3メッツ）に変えることを1日3回（合計30分）、毎日できれば、80（kg）×（3－1）（メッツ）×0.5（時間）×7（/週）×12（週）＝6,720 kcalとなる。これを週3回のウォーキング（4,320 kcal）に追加すれば、11,040 kcalの消費となり、1.6 kgの減量が可能となる。

　本稿では運動指導と用語を統一しているが、実際に行動変容を支援する現場においては、現在のリスクや身体活動状況、行動変容ステージに応じて、必ずしも運動が推奨されるとは限らない。図2に示すように、現状を評価し、その評価結果を勘案した実行可能で安全な目標を設定することになり、その内容は運動ではなく、日常生活の中で身体活動量を高めるような行動目標になるかもしれない。さらに、その後の身体活動状況を把握しながら、評価と目標の再設定を繰り返し、徐々に身体活動・運動量を高めながら減量目標の達成につなげていくこととなる。

（3）運動量を高めるためのコツ

1）運動強度

　肥満者の場合、運動開始時の体力はそれほど高くないことが多い。そのため、まずは「楽である」と感じる低強度から運動を開始し、徐々に「ややきつい」と感じる中強度へと高めていくのがよい。運動時間すべてで強度を高めるよりも、運動の中盤または後半に一過性に強度を高めるやり方のほうが無理なく実践でき、強度を高める時間を長くすることで体力が高まってくる。ただし、高強度運動は呼吸循環器系や骨関節系への負担を大きくするため、過度な運動量にならないように留意しなければならない。

2）運動時間

　エネルギー消費量を増やすためには、運動時間を長くする必要がある。しかしながら、長時間運動を定期的に続けていくと、整形外科的傷害が発生しやすい。一方、運動時間が短いとエネルギー消費量は小さくなり、期待する減量効果を得にくい。十分な運動時間を確保できない場合、通常のウォーキングに代えて、インターバル形式で1〜2分のジョギングと3〜4分のウォーキングを2〜3セット（10〜15分）行うことで、限られた時間内で運動量を増やすことができる。このような工夫を取り入れる際には、自身の体調が良好であること、医師から特別な注意を受けていないことなどが条件となるが、エネルギー消費量を増やし、体力を向上させる効果が期待できる。

3）運動頻度

　運動は通常、1日1回の頻度であり、週3回以上を目標とする。ウォーキングのように強度の高くない運動であれば、毎日実践してもよい。朝と夕方など、1日に2回実践できれば、さ

らに効果を高めることができるが、特に運動強度が高い場合には、適切な休息をとることが大切である。

4）運動種目

一般的には、ウォーキング、ジョギング、自転車、水泳、リズム体操などの有酸素運動が推奨される。肥満度、年齢、運動への関心度、整形外科的問題の有無などに応じて選択する。1種目よりは複数種目を実践することで、負担のかかる部位が分散し、整形外科的傷害を負う確率が低減する。有酸素運動とレジスタンス運動を組み合わせることで、バランスよく体力を向上させることができる。

食事指導の有益性と限界

体重管理のために、食事指導は必須である。栄養バランスを良好に保ちつつ、エネルギー摂取量を抑えることで減量効果が高まる。一般的には高たんぱく質、低脂質、低糖質の食事が推奨される。ただし、食事指導のみによる減量では、当然のことながら体力は向上しない。食事指導による減量後でもよいので、運動を習慣化し、体力を高めることで、リバウンドすることなく、減量後の体重を維持できる可能性が高まる[3]。

服薬時の留意点

平常時にめまい、ふらつき、便秘などの副作用を自覚する場合、主治医と相談のうえ、慎重に運動を行う。高血圧を併発していてβブロッカー（交感神経遮断薬）を服用している場合、運動時の心拍数や血圧の上昇が顕著に抑制されることに留意すべきである。また、血糖降下剤を服用している場合は、運動中や運動後に低血糖症状を招き得ることに留意しなければならない。

実践例（個人・集団）

特徴的な事例として、高度肥満男性（38歳、120.8 kg、BMI 39.9）の実践例を挙げる。筑波大学で開催した運動教室の参加者であり、週3回、1回90分、3か月間の運動指導を受け、120.8 kgから109.4 kgまで減量できた。その後、週1回、1回90分、1か月間の食事指導を受け、105.2 kgまで減量した。その後は自己管理下で継続的に減量に取り組み、1年後には76.3 kgまで減量することができた。

集団を対象とした事例として、筑波大学で開催した減量教室に参加した309名について、食事指導のみで減量した115名と食事指導＋運動指導を受けた194名を比較すると、体重減少量は食事指導のみで7.1 kg、食事指導＋運動指導で8.9 kgであり、食事：運動＝8：2という結果であった[4]。

〔参考文献〕
1) 日本肥満学会：肥満症診療ガイドライン2016, ライフサイエンス出版, 2016.
2) 厚生労働省：「健康づくりのための身体活動基準2013」及び「健康づくりのための身体活動指針（アクティブガイド）」について．https://www.mhlw.go.jp/stf/houdou/2r9852000002xple.html （アクセス日：2018/11/22）
3) Nakata Y et al: Weight loss maintenance for 2 years after a 6-month randomised controlled trial comparing education-only and group-based support in Japanese adults. Obesity Facts, 7(6): 376-387, 2014.
4) Nakata Y et al: Factors alleviating metabolic syndrome via diet-induced weight loss with or without exercise in overweight Japanese women. Preventive Medicine, 48(4): 351-356, 2009.

糖尿病

POINT

- 血糖が上がりやすい体質であり、加齢・運動不足・糖質過剰摂取・体脂肪量増加などが悪化要因である。
- 運動指導・処方は一般人と変わらないが、体力レベルが低い・高齢者が多い・変形性膝関節症などの運動器合併症が多いことに留意する。
- 有酸素運動とレジスタンス運動の併用が勧められる。特に低体力者・高齢者では、レジスタンス運動がより重要である。身体活動量低下・不活動が著しい場合、まずはストレッチ運動やじっとしていない指導から始め、最終的には健常人と同等〜それ以上の運動量をめざす。
- 症状がなくても罹病期間の長いもの、血管合併症が進んだもの、高齢者では無症候性心筋虚血の誘因となる可能性があり、高強度運動に際しては、運動負荷試験など安全性評価を行う、運動開始一定期間後に行うなどの配慮をする。
- 食事療法は、運動療法に比べて短期間で体重および血糖コントロールに大きな効果が期待できる一方で、運動に見られるような積み重ね効果は期待できない。
- SU薬やインスリンを使用中には低血糖に十分に注意する。一方で、上記薬剤調整を適切に行うことができれば、運動は（食後）血糖上昇を抑え、より血糖変動の少ない質の高い血糖コントロールに役立つ。

糖尿病の病態生理

　糖尿病とは血糖が高い状態を指し、長期に高血糖・もしくは血糖変動が大きい状態が続くことにより、細小血管（網膜症・腎症・神経障害）や大血管（心臓・脳・下肢）障害が起こることが問題となる（慢性合併症）。一方で急性にも著しい高血糖の場合には、浸透圧利尿により脱水を生じ、脱水がさらなる高血糖を起こすという悪循環が生まれ、最悪の場合、昏睡・死に至ることや易感染性が問題となる。また治療に伴い、病態・薬の種類によっては低血糖を起こしやすく、運動指導に際し注意を要する。

（1）診断基準

　血糖値測定で高血糖を証明する。健常者でも特殊な環境下では高血糖を示すことがあり、別日での再測定を原則とする。ただし、主に早期発見・早期治療の観点から、1～2か月の平均血糖値の指標となるHbA1c同時測定や糖尿病症状・合併症の存在により即座に診断・治療開始が可能となる基準となっている。具体的には、①早朝空腹時血糖値126 mg/dl以上、②75gブドウ糖負荷試験（OGTT）で2時間値200 mg/dl以上、もしくは随時血糖値200 mg/dl以上、③HbA1c 6.5％以上。①～③のいずれかが確認された場合、「糖尿病型」と判定、別の日に再度、糖尿病型が確認できれば糖尿病と診断する。ただし、HbA1cのみで診断は行わない。一方、血糖値とHbA1cの同日測定でいずれも糖尿病型であれば糖尿病と診断してよい。また、口渇・多飲・多尿などの糖尿病の典型的症状や、確実な糖尿病網膜症があれば、初回血糖値のみで診断できる。

（2）原因・病態

　糖尿病は大きく1型と2型（1型以外）に分けられる。

　1型糖尿病は、体内で血糖を下げるほぼ唯一のホルモンであるインスリンを合成・分泌する膵臓β細胞の破壊・消失が何らかの理由で起こり、絶対的欠乏（外因性インスリン補充が不可欠）の状態を指す。

　一方で、2型糖尿病は、血糖が上がりやすい体質、すなわちインスリン分泌低下もしくは末梢臓器（筋肉・脂肪など）のインスリン感受性低下（抵抗性）に加え、糖質過剰摂取をはじめとした過食、運動不足、肥満、ストレスなどの環境および加齢が重なって発症する。言い換えると1型糖尿病以外は、ほぼすべて2型糖尿病と総称されるため、症例により1型に限りなく近いものから、肥満の解消でほぼ糖代謝が改善するようなインスリン抵抗性が主体のものまで多くの病態が含まれる。

　図1は、血糖とインスリンの関係を、健常（正常型）から糖尿病（型）への進行過程を示したものである。健常人においては、24時間くまなく分泌されるインスリン（基礎インスリン）と、食事の際に糖負荷に見合ってタイミングよく分泌されるインスリン（追加インスリン）の働きにより、血糖値は80～140 mg/dlの狭い範囲に精密にコントロールされている（図1の黒：正常）。しかしながら、肥満や運動不足によりインスリン抵抗性が高まると、食後の血糖

図1　血糖とインスリンの関係

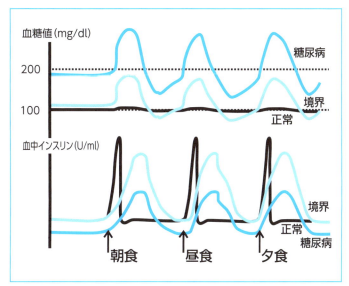

上昇が抑えきれなくなり（食後高血糖）、さらなるインスリン分泌が刺激されることで（過剰分泌）、反応性低血糖も起きる状態となる（図1のうす青：境界型）。食後高血糖によるインスリン過剰分泌が持続することでβ細胞の疲弊が生じ、徐々に基礎インスリン分泌にも不足が生じ、空腹時血糖も上昇した状態が（2型）糖尿病である（図1の青色：糖尿病）。さらに進行すると、著しい空腹時高血糖と顕著な食後高血糖を生ずるに至り、1型糖尿病にきわめて近い病態となり、基礎インスリンおよび追加インスリンの補充（インスリン注射）が不可欠となる。

　ここでポイントは、インスリン分泌が低下した状態（1型糖尿病および、罹病期間の長い・非肥満などの一部の2型糖尿病）では、血糖の変動も大きくなっている点で、血糖降下治療により低血糖をより起こしやすいことである。

運動指導に関する考え方

　糖尿病患者における運動は、一般向け運動指針と異なる点はない。ただし、注意すべき点として、糖尿病患者では、低体力者、高齢者が多いこと、変形性膝関節症などの運動器合併症をもつ人が多い点が挙げられる。さらに、糖尿病の進行により血糖変動が顕著な場合、適切な投薬・インスリンの調整がなされない場合には、運動による低血糖を起こしやすい点が挙げられる。また、血管合併症の中でも自律神経障害の進行に伴い、無症候性心筋虚血の発生にも注意が必要となる。以下に、具体的な運動処方内容を示す。

（1）運動の種目について

　一般向け運動指針と同様に、有酸素運動とレジスタンス運動の併用が勧められている。Sigalらは（DARE研究）[1]、251名の2型糖尿病者（平均54歳、平均BMI 35）を対象に、6か月間の有酸素運動単独、レジスタンス運動単独、両運動併用およびコントロール（運動なし）の4群で比較を行い、どちらか単独でもHbA1cの改善が見られたが、併用群でHbA1cの改善がより大きかったことを報告した（脂質・血圧・体組成については群間差なし）。その後の8週間以上の有酸素運動、レジスタンス運動の効果を比較したメタアナリシスでも[2]有酸素運動単独とレジスタンス運動単独の比較では、明らかな差がないものの、併用で改善が最も高いことが報告されている。

　日常臨床の視点から、わが国では「1日1万歩」のようにウォーキングを代表とした有酸素運動の定着は高い一方で、レジスタンス運動は指導が必要なこともあり、十分浸透していない。「1日1万歩」の指導では、筋力が不十分なものでは膝痛をはじめとした運動器障害の発生や、（強度不足のため）時間ばかりかかって効果が上がらないことがよく経験される。特にロコモティブシンドロームのリスクが高く、筋力・筋量の減少が見られる高齢者では、筋肉の質を上げる有酸素運動でなく、まず（質を上げるための）筋肉の量を増やすことのできるレジスタンス運動およびその併用が、健康寿命延伸の観点からも今後ますます重要になると考えられる。実際に、先述のDARE研究の別解析からは、55歳以上の中高齢者では、有酸素運動単独でなく、レジスタンス運動併用群で十分な全身持久力の改善を認めており[3]、筋力・筋量が向上することで、運動強度・運動量が増加し、体力改善も期待できたと考えられる。

（2）運動の量（強度・時間・頻度）

　一般向け運動指針と同じであるが、最終的にはその2倍量が目標となる。

　一般人において運動量・反応関係は以前から知られており[4]、運動強度（メッツ）と運動量（時間）および運動頻度（週当たりの回数）の積で表される運動量（メッツ・時間/週）が健康効果と比例関係にある。一般向け運動指針では、週150分の中強度の有酸素身体活動もしくは、週75分の高強度有酸素身体活動を行うこと、または同等のその組み合わせを行うことで、健康上のメリットが得られるとしている。

　そのなかで、血糖・体重コントロールが目的となる場合、段階的に運動量を増やし、上記推奨レベルの倍量まで増やすことが勧められており[5]、実際に2型糖尿病患者を対象とした介入研究からもその可能性が指摘されている。Balducciらは（IDES研究）[6]、2型糖尿病（平均59歳、平均BMI 32）606名を対象に、12か月間、週2回の有酸素運動とレジスタンス運動による介入（約10メッツ・時間/週）を行い、運動カウンセリングのみの対照群と比較検討した。本研究ではいずれの群においても（非監視下）身体活動の増加が等しく見られた結果、対照群においても、週当たり約150分の中等度強度運動に相当する約10メッツ・時間/週の活動量増加があったにもかかわらず、対照群での代謝改善効果は血圧など限定的で、約20メッツ・時間/週の増加を認めた介入群で有意に改善が大きかった。Umpierreらのメタアナリシスでも[7]、週150分以上の（監視下）運動が、それ以下の運動に比べてより血糖改善効果（HbA1c改善、−0.89％ vs −0.36％）が大きかったことが報告されている。

　わが国の「1日1万歩」という推奨量は最低週150分以上の欧米基準に比し元々2倍以上の推奨量となっている。ただ、1日1万歩の問題点は、運動時間しかわからず、運動強度が不明で正確に運動量が出せない点で、筋力・体力の劣るものでは、時間ばかりかかって効果が上がらない可能性に注意が必要となる。

　一方で、これまでまったく運動していない人や高齢者では、まずは10分でも現在よりも運動することで、初期には効果が期待でき、徐々に推奨量をめざすことが一般的に勧められている[5]。実際にこれまで運動を行っていない人であればあるほど、基準量に満たなくともその効果はより大きいと考えられているうえ、特に糖尿病患者では、中等度強度に相当する3メッツ以上の運動を有酸素運動レベルとして行えない低体力者が少なくないため、短時間でもこまめに体を動かす・じっとしていない、すなわち強度を問わずに頻度をできるだけ増やすことの重要性はより高いと考えられる。実際にテレビ視聴などじっとしている時間（不活動・座位行動）の弊害は、身体活動量の少ない者ほどより顕著であることが報告されており[8]、米国糖尿病学会も指針の中で少なくとも30分ごとに座位行動の中断（立ち上がるなど少しでも体を動かすこと）を推奨している[9]。

　最後に運動強度については、糖尿病者を対象として直接的に運動量を合わせて運動強度を変えた介入研究からは運動量と独立した運動強度による効果の差は明らかとなっていない[10]。先述のBulducciらのIDES研究のサブ解析でも[11]、量が同一で強度を55％と70％で比較して（レジスタンス運動についても60％RM vs 80％RM）両群で明らかな差がなかったことを報告している。ただし、糖尿病患者では元々全身持久力が健常人に比べて低いことが多く、上記研究における最大酸素摂取量/運動強度はそれぞれ約6メッツ[10]、約7.4メッツ[11]で、群間強度差は小

さく（1～1.5メッツ）、差が出にくいことに注意が必要である。実際に、心疾患患者や糖尿病患者のような低体力者でもあえて運動量ではなく、運動強度に着目することで（高強度インターバル運動など）より効果が期待できるという報告も増えつつある[12]。

　以上から、わが国の「糖尿病診療ガイドライン2016」でも頻度を最も強調し、できれば毎日、少なくとも週3～5回、強度は中等度強度で、20～60分間行い、週あたり計150分以上をまず勧めている。そして週2～3回のレジスタンス運動の併用、準備運動としてのストレッチ運動を勧めている。すなわち、一般向けの目標値と異なることはないが、個々の活動量・体力レベルに応じて、じっとしていない・こまめに体を動かすことから、最終的には、通常推奨量以上の運動をめざすことが望まれる。

　参考までに週3回以上という糖尿病患者への根拠は、持続運動の糖代謝改善効果が約3日間は続くであろうという検討結果による[13]。

（3）注意点

　低血糖と無症候性心筋虚血に特に注意が必要である。

　頻回インスリン注射が必要なインスリン依存（枯渇）の糖尿病者では、適切なインスリン調整ができない場合には低血糖リスクが高く、かえって血糖コントロールを乱す可能性がある。その一方で、運動が血糖変動を減らすことが持続糖モニタリングのメタアナリシス結果より報告されており[14]、適切なインスリン調整がなされれば、運動がより質の高い血糖コントロールを可能にすると考えられる。

　また、罹病期間が長いもの、高齢者、すでに血管合併症が見られるものでは、運動に伴う狭心症や心筋梗塞、血管合併症を起こすリスクが高く、特に高強度運動では注意を要する。これらの患者では、自律神経障害を有する場合も少なくなく、運動中に血圧低下や上昇が起こりやすく、また症状があてにならず（無症候性心筋虚血）、突然死のリスクも高い。そのため高強度運動に際しては、運動習慣をまずつける、安全性評価を行う、ウォーミングアップ・クーリングダウンを十分に行う、などの配慮が必要である。

　そのほか、糖尿病合併症としての神経障害は特に下肢末梢で顕著であり、感覚障害により傷を悪化させやすく、毎日足をよく観察する、足に合った靴を選ぶといった、フットケアにも配慮する必要がある。

　インスリン欠乏（ケトーシス）を伴う高血糖や、進行中・治療が不十分な網膜症など、運動に伴う一過性の血糖や血圧の上昇が問題となる合併症がある場合には、一時的に運動を避ける必要がある。

食事指導の有益性と限界

　血糖コントロールを行ううえで、糖質およびカロリー過剰摂取の是正は不可欠である。食事のインパクトが大きいことは、糖・エネルギーバランスを考えた際、食事は3食で摂取エネルギーのすべてであるのに対し、運動は元々消費エネルギー全体に占める割合が少ない（20％未満）うえ、24時間の総量であることからも明らかと言える。

　ただ、その一方で、表1に示すように食事療法も完全ではなく、内容はもちろん、そのタイ

ミングも重要であるうえに、運動で見られるような積み重ね効果は期待できず、継続できないことも少なくない。運動を併用することで筋肉代謝を改善し、かつ食事療法における摂取エネルギーの許容量を増やすことは長期的な血糖・体重コントロールをより容易にする。さらに、食事療法のみでは、筋力・筋肉量の維持・向上や体力向上は期待できず、超高齢社会を迎えて運動、なかでもレジスタンス運動の併用は不可欠と考えられる。

また、やみくもにエネルギー制限を指示し、その内容を十分に吟味しないと必要栄養素不足を招き、筋肉減少や骨量減少などのリスクが高まるため、特に高齢非肥満症例では注意が必要となる。

表1　食事療法と運動療法の特徴

	食事療法	運動療法
タイミング	規則正しく	いつでも
継続性	必ず毎日	1日おきでも
積み重ね効果	なし	あり

服薬・服薬時の注意点

糖尿病者では、血糖変動が大きいだけでなく、薬物による血糖降下治療を行うため、運動に伴い、低血糖を起こしやすい。特にインスリン分泌が枯渇した糖尿病者（主に1型糖尿病者）、インスリン分泌促進薬（SU薬など）を使用中の糖尿病者、なかでも高齢者や腎機能低下の見られるもので特に低血糖への注意が必要となる。

その対策として、食直前インスリンについては、食事量・内容による調整はもちろん、食後の運動の有無も考慮して単位数を調整するようにアドバイスする。また、運動による血糖変化については、運動量・強度による違いはもちろん、個人差も大きく、運動前・中・後でこまめに血糖を測定するように指導する。運動前の血糖値が100 mg/dl未満の場合には、補食を指示することも必要である。また、ある程度まとまった運動を行った場合には、運動後、特に夜間に低血糖を起こすこともまれではなく、注意が必要である。

なお、今後は糖尿病薬の中で低血糖や体重増加をきたしやすい（SU薬など）薬剤の選択は減ってくると思われる。実際に、減量が期待できる薬剤が、糖尿病治療の大きな目的の1つである心血管疾患の予防に重要であることが示唆されている[5]。そのなかで、SGLT2阻害薬は今後ますます使用が増えると考えられるが、脱水を助長しやすい側面があり、特に高齢者では、十分な水分補給を心がけるように指導が必要である。運動時の水分補給については、原則としてエネルギーのない飲料の摂取を基本とする。むろん、エネルギー補給や電解質補給が必要となるマラソンをはじめとした長時間持久運動などは例外であるが、糖質含有飲料により高血糖を招き、浸透圧利尿によりかえって脱水が助長されかねない点には十分に注意が必要である。

〔参考文献〕
1) Sigal RJ, Kenny GP, Boule NG, et al : Effects of aerobic training, resistance training, or both on glycemic control in type 2 diabetes: a randomized trial. Ann Intern Med, 147(6):357-369, 2007.
2) Schwingshackl L, Missbach B, Dias S, Konig J, Hoffmann G : Impact of different training modalities on glycaemic control and blood lipids in patients with type 2 diabetes: a systematic review and network meta-analysis. Diabetologia, 57(9):1789-1797, 2014.

3) Larose J, Sigal RJ, Boule NG, et al : Effect of exercise training on physical fitness in type II diabetes mellitus. Med Sci Sports Exerc, 42(8):1439-1447, 2010.
4) Haskell WL, Lee IM, Pate RR, et al : Physical activity and public health: updated recommendation for adults from the American College of Sports Medicine and the American Heart Association. Circulation, 116(9):1081-1093, 2007.
5) O'Donovan G, Blazevich AJ, Boreham C, et al : The ABC of Physical Activity for Health: a consensus statement from the British Association of Sport and Exercise Sciences. J Sports Sci, 28(6):573-591, 2010.
6) Balducci S, Zanuso S, Nicolucci A, et al : Effect of an intensive exercise intervention strategy on modifiable cardiovascular risk factors in subjects with type 2 diabetes mellitus: a randomized controlled trial: the Italian Diabetes and Exercise Study (IDES). Arch Intern Med, 170(20):1794-1803, 2010.
7) Umpierre D, Ribeiro PA, Kramer CK, et al. Physical activity advice only or structured exercise training and association with HbA1c levels in type 2 diabetes: a systematic review and meta-analysis. Jama, 305(17):1790-1799, 2011.
8) Ekelund U, Steene-Johannessen J, Brown WJ, et al : Does physical activity attenuate, or even eliminate, the detrimental association of sitting time with mortality? A harmonised meta-analysis of data from more than 1 million men and women. Lancet, 388(10051):1302-1310, 2016.
9) 4. Lifestyle Management: Standards of Medical Care in Diabetes-2018. Diabetes Care, 41(Suppl 1):S38-s50, 2018.
10) Hansen D, Dendale P, Jonkers RA, et al : Continuous low- to moderate-intensity exercise training is as effective as moderate- to high-intensity exercise training at lowering blood HbA(1c) in obese type 2 diabetes patients. Diabetologia, 52(9):1789-1797, 2009.
11) Balducci S, Zanuso S, Cardelli P, et al : Effect of high- versus low-intensity supervised aerobic and resistance training on modifiable cardiovascular risk factors in type 2 diabetes; the Italian Diabetes and Exercise Study (IDES). PLoS One, 7(11):e49297, 2012.
12) Gibala MJ, Little JP, Macdonald MJ, Hawley JA. Physiological adaptations to low-volume, high-intensity interval training in health and disease. J Physiol, 590(Pt 5):1077-1084, 2012.
13) King DS, Baldus PJ, Sharp RL, Kesl LD, Feltmeyer TL, Riddle MS : Time course for exercise-induced alterations in insulin action and glucose tolerance in middle-aged people. J Appl Physiol (1985), 78(1):17-22, 1995.
14) MacLeod SF, Terada T, Chahal BS, Boule NG : Exercise lowers postprandial glucose but not fasting glucose in type 2 diabetes: a meta-analysis of studies using continuous glucose monitoring. Diabetes Metab Res Rev, 29(8):593-603, 2013.
15) Yanagawa T : Strong Association Between Weight Reduction and Suppression of Cardiovascular Events in Recent Clinical Trials of DPP4 Inhibitors, GLP-1 Receptor Agonists, and SGLT2 Inhibitors. J Clin Med Res, 10(10):796-797, 2018.

脂質異常症

> **POINT**
>
> - 高TG血症、低HDL-C血症、small dense LDLの増加は、肥満やインスリン抵抗性と関連して同時に合併しやすい病態で、運動療法のよい適応である。
> - 高TG血症、低HDL-C血症の運動療法の基本はエネルギー消費量の増加にあり、週1,200 kcal以上の運動を指示する。これは中強度で週3時間以上に相当する。これを個人が取り入れやすい運動頻度・強度で施行するよう指示する。
> - 低HDL-C血症では、1回30分以上の運動を指示する。
> - 運動は急性効果として、食後の高TG血症を改善し、その効果は運動後4～25時間持続する。この効果もエネルギー消費量に依存する。
> - 高TG血症、低HDL-C血症の運動療法の改善効果は対象者により差がある。運動の効果が期待しにくい者では、他の治療方法の比重が大きくなる。
> - 高LDL-C血症に対する運動療法の効果は確実でなく、その対応は飽和脂肪酸の制限を中心とする食事療法と薬物療法が主体となる。

病態生理

　日本動脈硬化学会「動脈硬化性疾患予防ガイドライン2017年版」では、脂質異常症の診断基準を表1のように設定している。このうちnon-HDLコレステロールは、総コレステロール－HDL-コレステロール（HDL-C）と定義され、動脈硬化に促進的に働くコレステロールの総和を表す。

　高中性脂肪（トリグリセライド、TG）血症、低HDL-C血症、および小粒子高密度LDL（small dense LDL）の増加は、肥満やインスリン抵抗性と関連し、メタボリックシンドロームの構成因子である。これらはlipoprotein lipase（LPL）の活性低下によって同時に合併しやすい病態であり、運動療法のよい適応である。

　なお、血清TG値は、食後に上昇した後、次の食事までに朝食前の値に戻らず、日中を通じて高値を持続することも多い。食後TG値は、インスリン感受性や他の脂質指標で補正後も、心血管病イベントのリスクとして空腹時TG値より強い関与を認めるとの報告もある。空腹時のみならず、食後のTG値の推移についても注目し、管理の対象と考える必要がある。

表1　脂質異常症診断基準（空腹時採血*）

LDLコレステロール	140 mg/dL以上	高LDLコレステロール血症
	120〜139 mg/dL	境界域高LDLコレステロール血症**
HDLコレステロール	40 mg/dl未満	低HDLコレステロール血症
トリグリセライド	150 mg/dL以上	高トリグリセライド血症
non-HDLコレステロール	170 mg/dL以上	高non-HDLコレステロール血症
	150〜169 mg/dL	境界域高non-HDLコレステロール血症**

*　　10時間以上の絶食を「空腹時」とする。ただし水やお茶などカロリーのない水分の摂取は可とする。
**　スクリーニングで境界域高LDL-C血症、境界域高non-HDL-C血症を示した場合は、高リスク病態がないか検討し、治療の必要性を考慮する。
- LDL-CはFriedewald式（TC − HDL-C − TG/5）または直接法で求める。
- TGが400 mg/dL以上や食後採血の場合はnon-HDL-C（TC − HDL-C）かLDL-C直接法を使用する。ただしスクリーニング時に高TG血症を伴わない場合はLDL-Cとの差が＋30 mg/dLより小さくなる可能性を念頭においてリスクを評価する。

（出典）日本動脈硬化学会：動脈硬化性疾患予防ガイドライン2017年版より引用

臨床的な考慮事項・運動指導に関する考え方

　脂質異常症のうち、高LDL-C血症に対する運動療法の効果は確実でなく、その対応は食事療法（後述）と薬物療法が主体となる。また、脂質異常症全般におけるレジスタンス運動の効果も一定しておらず、脂質異常症の運動療法は第1選択とはならない。そこでまず、高TG血症、食後の高TG血症、低HDL-C血症に対する運動療法の効果について、有酸素運動を中心に概説し、次に脂質異常症の運動療法についてまとめる。

（1）高TG血症

　高TG血症に対する運動療法の効果発現には、男性では閾値が存在するようである。すなわち、週1,000 kcal以下の運動では一般に改善がなく、週1,000〜1,200 kcalでは所見が一致せず、週1,200 kcal以上で有意なTG低下を生じ、運動量が多いほど改善も大きい。しかし、運動の強度、頻度（上記の運動量を週何日で行うか）による効果の違いは明らかでない。
　高TG血症に対する運動療法の効果は、介入前にTG値が高かった者で大きい。一方、女性では、運動によるTG改善は男性ほど明らかでなく、男性で認められる運動量の閾値もない。これは、女性は男性に比べTG値が低く効果が出にくいことや、月経周期の影響、そもそも女性では運動量とTG改善の量−反応関係が存在しない可能性などが考えられる。

（2）食後の高TG血症

　運動は、急性効果として食後TG値を低下させる。その機序は、運動後初期は肝臓のVLDL-TGの分泌減少、運動後およそ4〜25時間は、筋収縮により運動に動員された筋肉局所のLPLのたんぱく量と活性の増加が関与するとされている。効果が長時間にわたって持続するので、たとえば、前日の午後に運動すると、夕食後や翌日の朝食後のTG値上昇が抑制される。
　食後高TG血症への効果は、運動のエネルギー消費が重要といえる。すなわち、等エネルギーで異なる強度の有酸素運動やレジスタンス運動を行い、翌日の食後TG血症への影響を見た検討では、改善の程度に差を認めなかった。また、運動で消費するエネルギー量を運動前後で補

食すると食後のTG濃度の低下は認められなかった。このことから、運動による肝臓の脂肪利用の増加が、VLDL産生の低下を介して運動後のTG濃度低下に関与することが示唆される。

（3）低HDL-C血症

運動のエネルギー消費量とHDL-Cの改善効果の関連を見ると、高TG血症同様の閾値が認められる。すなわち、週1,000 kcal未満の運動ではHDL-Cは改善を認めず、週1,200 kcalを超えるとHDL-Cの改善が認められ、さらに、大量の運動ではHDL-C改善はさらに大きい。また、HDL-Cの改善を規定する因子として1回の運動時間は約30分に閾値があり、それより運動時間が長いと運動時間と正比例してHDL-Cの増加が大きくなる。

運動療法によるHDL-Cの改善はすべての対象で同程度に起こるのではなく、低HDL-C血症の程度が比較的軽度の者、肥満度の低い者、女性よりも男性、で改善しやすい。一方、運動の強度や頻度はHDL-C改善には影響しないようである。

（4）脂質異常症の運動療法

脂質異常症の運動療法は運動のエネルギー消費量に依存し、高TG血症（男性の場合）、低HDL-C血症には同じ閾値が存在する。すなわち、週1,000 kcal以下の運動では一般に改善がなく、週1,000〜1,200 kcalでは所見が一致せず、週1,200 kcal以上で有意な改善を認め、運動量が多いほど改善も大きい。したがって、高TG血症、低HDL-C血症を確実に改善させるには週1,200 kcal以上、すなわち、中強度（速足のウォーキング程度）で週に合計3時間以上の運動を指示する。

運動の頻度や強度による効果の違いは明らかでないので、高強度の運動で短時間で同じエネルギーを消費すれば、同等の効果が期待できるが、一方で、低HDL-C血症の改善には1回30分以上の運動が望ましく、1回の運動時間は長くとったほうがよい。また、食後の高TG血症に対する運動の急性効果は運動後24時間程度なので、食後の高TG血症の改善のためには運動の頻度にも配慮が必要となる。これらの条件を考慮しながら、上記の運動量を、個人の取り入れやすい条件で施行するよう指示する。

さらに、脂質異常症の運動療法の効果は、対象者による差が認められる。すなわち、高TG血症の改善は、介入前のTG値が高かった者で大きく、逆に低HDL-C血症の改善は、低HDL-C血症の程度が比較的軽度の者、肥満度の低い者で起こりやすい。また、両者とも女性よりも男性で効果が顕著である。したがって、運動の効果が期待しにくい者では、食事療法の指示を厳格にする、薬物療法を考慮するなどの対応が併せて必要である。

なお、座位行動時間とTG高値の関連を示す観察研究があり（否定的な報告もある）、座位行動の減少も併せて指示する。ただし、座位行動の中断による介入は脂質の改善を認めない。

食事指導の有益性と限界

高LDL-C血症の食事療法は、飽和脂肪酸の制限が最も重要であり、肉の脂身、鳥皮、バター、クリーム等の制限を指示する。厚生労働省「日本人の食事摂取基準2020年版」では、飽和脂肪酸の摂取を総エネルギーの7％以下としている。ほかには食事性コレステロール（卵黄、レ

バーなど。ただし卵黄は飽和脂肪酸も多く含む）の制限、水溶性食物繊維（スジの少ない野菜、果物）の積極的摂取が有効である。また、食事中の糖質を多価不飽和脂肪酸（一般的な植物油、魚油）に置き換えるとLDL-Cは低下する。一方、トランス脂肪酸（マーガリン、ショートニング、総菜の揚げ物など）のLDL-C上昇効果は同量の飽和脂肪酸より大きいものの、日本ではトランス脂肪酸の使用自体が少ないため治療上の重要性は低い。とはいえ、なるべく摂らないほうが望ましく、厚生労働省「日本人の食事摂取基準2020年版」では、トランス脂肪酸の摂取量は１％エネルギー未満で、できるだけ少なく留めることが望ましいとしている。

　高TG血症、低HDL-C血症は、肥満に大きく影響されるので、エネルギー摂取量をコントロールし適正体重を維持することが望ましい。ただし、極端なエネルギー制限は一時的にHDL-Cを低下させる。エネルギー産生栄養素の比率では、高糖質食はTG増加、HDL-C低下を招き、糖質を脂質に置き換えることでTGは低下し、HDL-Cは増加する。LDL-Cの増加を避けるために飽和脂肪酸の摂取増加を避けたうえで、総死亡リスクを最低とする糖質のエネルギー比率50〜55％をめざすことが望ましい。栄養素と脂質異常症との関連を図１に示す。

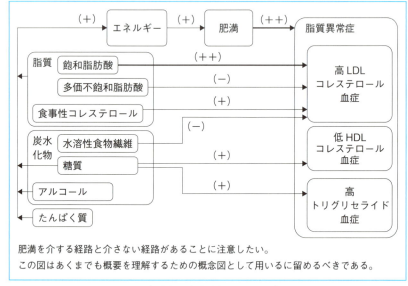

図１　栄養素摂取と脂質異常症との関連（特に重要なもの）

（出典）厚生労働省：日本人の食事摂取基準2020年版より引用

服薬時の留意点

　脂質異常症の服薬者で、運動療法に際し注意すべき点は特にない。ただし、筋肉痛やCKの上昇を認めた場合に、運動によるものか薬の副作用によるものかの判別が問題になる場合がある。その場合は、服薬をいったん中止する、運動量をいったん減らすなどして、筋肉痛の症状やCKの推移を見て判断する。

〔参考文献〕
1）Durstine JL et al: Blood lipid and lipoprotein adaptations to exercise. Sports Med, 31(15): 1033-1062, 2001.
2）Kodama S et al: Effect of aerobic exercise training on serum levels of high-density lipoprotein cholesterol. Arch Intern Med, 167(10): 999-1008, 2008.
3）勝川史憲：高TG血症の管理と治療．運動療法．最新醫學別冊，診断と治療のABC，高TG血症，138, 118-122, 2018.
4）勝川史憲：高LDL-C血症と低HDL-C血症の管理・治療．運動療法．最新醫學別冊，診断と治療のABC，高LDL-C血症・低HDL-C血症，101: 144-149, 2015.
5）勝川史憲：糖質制限食の健康影響：現状のエビデンス．慶應義塾大学スポーツ医学研究センター紀要2017：1-9. http://sports.hc.keio.ac.jp/ja/current-research-and-activities/bulletin.html

痛風

> **POINT**
> - 痛風は、プリン体の代謝異常により生じた高尿酸血症を元に発症する。
> - 痛風発作の特徴として、主に足の親指の付け根の関節が赤く腫れ上がり熱をもち、激痛が見られる。
> - 運動は、痛風発作中や高度な腎機能低下を除き、禁止するものではない。
> - 痛風発作の間歇期であり血清尿酸値が良好に管理されている患者には、運動を推奨する。
> - 水分補給は、運動中や運動後に十分行う。

痛風の疫学と高尿酸血症

痛風患者は、1960年ごろまでは多くはなかったが、食生活の欧米化（肉類やパン食、多くの油脂を含んだ食事の増加、野菜類や米飯の減少）やアルコールの多飲などにより、年々増加していると言われている。痛風の基礎疾患である高尿酸血症（hyperuricemia：血清尿酸値7.0 mg/dl以上）は年々増加し、高尿酸血症の頻度は成人男性（30歳以降）の30％、女性では閉経前（50歳未満）では1％程度で、閉経後（50歳以降）では3～5％に認められている。わが国の高尿酸血症通院患者は約1,000万人に達し、痛風の通院患者数は約100万人とされ現在も増加傾向にあると考えられる。

痛風の定義

尿酸はプリン代謝の最終産物であり、核酸またはプリン体からキサンチンを経て、最終的には尿酸となり尿中に排泄される。プリン体は、体内のエネルギー代謝・新陳代謝により作られるものと、食品から供給されるものがあり、肝臓で分解されて最終的に尿酸に変化する。血液中の尿酸は、糸球体でほぼ100％濾過された後に尿細管で再吸収・分泌され尿中に排泄される。また、一部は腸管に排泄され分解される（図1）。痛風は、このようなプリン体の代謝異常により生じた高尿酸血症を基礎として発症する疾患と定義される。つまり、プリン体代謝の過程に異常が起こると、血液中の尿酸値が上昇し高尿酸血症（7.0 mg/dl以上）を呈し、その結果体のあちこち（特に、関節腔内）に尿酸塩の結晶が析出・沈着し"痛風（gout）"（急性関節炎）が発症する。高尿酸血症では、血管内皮細胞を傷害し多くの心血管イベント

（cardiovascular event：CVD）の発症に関与していると考えられている。

高尿酸血症の原因には、以下のようなものが挙げられる。

①尿酸の過剰産生：原因不明のものが多い
②プリン体を多く含む食べ物：豚肉、カタクチイワシ、豚汁、ブイヨンなどの過剰摂取による（表1）
③細胞核たんぱくの崩壊：白血病、骨髄腫、赤血球増多症などによる
④腎からの尿酸の排泄低下：腎機能低下による

図1　尿酸の産生と排泄

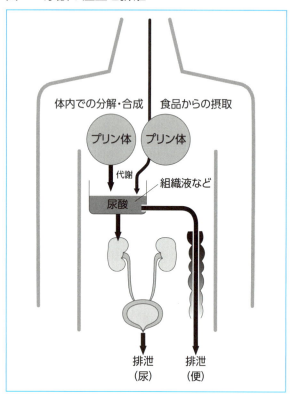

表1　プリン体を多く含む食品

食品名	含有量(100g中)
鶏レバー	147.6 mg
マイワシ(干)	135.9
豚レバー	128.2
大正エビ	112.3
マアジ(干)	108.9
牛レバー	101.8
マイワシ(生)	93.9
カツオ	90.3
車エビ	85.8
カキ(生)	80.0
マアジ	72.4
サンマ	68.0
アサリ	67.3
マグロ	67.2
鶏ささ身	67.1
ズワイガニ	62.8
ヒラメ	57.5
鶏モモ	54.5
納豆	53.2
豚肉(ヒレ)	52.5
牛肉(モモ)	47.8

（出典）富野康日己：生活習慣病処方マニュアル．医歯薬出版，2002 より引用

痛風の臨床（症状・合併症・鑑別診断）

痛風発作は、主に足の親指の付け根の関節が赤く腫れ上がり熱をもち、激痛が見られる（急性関節炎の症状）。発作は、数日間続くが次第に軽快し、2〜3週後には、ほぼ完全に消失する。このような発作は、何度も繰り返し出現する。関節炎が慢性化すると、足や手の骨が破壊されたり、耳介（耳たぶの上部）や足、手に"痛風結節（tophus）"と呼ばれるコブができることがある。

痛風腎（gouty kidney）は、この尿酸（塩）が腎組織に沈着することによって起こる疾患である。最近は、痛風に高率に合併する高血圧や糖質・脂質代謝異常などによる腎障害も含め、原発性痛風に合併する腎障害を広義に「痛風腎」と定義している。痛風腎の症状としては、軽度のたんぱく尿（proteinuria）や顕微鏡的血尿（microscopic hematuria）が見られる。

夜間寝ているときに尿意をもよおし、1〜2回以上排尿が見られることがある（夜間頻尿、nocturia）。これは、尿を濃縮する能力が低下したときに出現する。血圧は高くなるが、その程度はさまざまである。一般に軽いむくみ（浮腫）が上眼瞼や下腿に見られることがある。また、痛風腎は痛風に高率に合併する高血圧と相まって腎機能低下が徐々に進行し、末期腎不全（尿毒症、uremia）に陥ることが多い。痛風腎は、2017年末の日本透析医学会の報告で透析導入患者の原因疾患の 0.3％を占めている。

高尿酸血症とともに、高尿酸尿や酸性尿、尿量の低下では尿路結石ができやすく、腹部や腰背部の激痛（疝痛、colicky pain）と肉眼的血尿（macroscopic hematuria）が認められる。鑑別診断すべき疾患として、関節リウマチや偽痛風（ピロリン酸カルシウムの沈着による関節炎で痛風の症状に似ているが、高尿酸血症は見られない）、感染性関節炎などがある。

痛風の検査所見

痛風の検査所見は、次のような内容である。
○血液検査：尿酸値は一般に高値を示すが、尿酸値が上昇したときに、疼痛発作が見られることが多い。ただし、尿酸の値が低くても痛風発作を見ることや尿酸値が急に低下したときに発作を見ることがある。
○腎機能検査：痛風腎では糸球体機能障害よりも髄質機能に障害が起こることが多いため、たんぱく尿を呈する頻度は低く、糸球体濾過量（glomerular filtration rate：GFR）も腎障害がかなり進行してからでないと低下しない。一方、早期より尿濃縮能の低下が認められることから、フィッシュバーグ濃縮試験による最高尿浸透圧や最高尿比重は低下してくる。
○X線検査：痛風関節炎の関節の変形や炎症像が見られる。尿酸はX線に透過性であるため単純X線撮影で尿酸塩の沈着や結石を検出することは困難である。
○腎超音波検査：腎皮髄境界部から髄質にかけてまだらにエコー輝度（echogenicity）の高い部分を示す画像（hyperechoic medulla）を認める場合は、痛風腎の診断根拠の1つとなる。
○痛風結節検査：痛風結節を顕微鏡で見ると尿酸ナトリウム（塩）の針状結晶が認められる。

痛風の治療

（1）運動指導

痛風の発作中や尿路結石で疼痛のある患者、あるいは著しい腎機能低下の見られる場合を除き、運動を禁止することはない。また、痛風発作の間歇期であり血清尿酸値が良好に管理されている患者には、運動を推奨する。まず、運動の前後に適切なストレッチを行うことが望ましく、運動中や運動後には十分な水分補給を行う。適正な体重（体格指数、body mass index：BMI 25未満）を目標に週3回以上の運動をすることが勧められる。急激な運動の開始は、尿酸値をむしろ上昇させるので、体調を見ながら軽い運動から始める。運動の効果は、中止すると速やかに低下することから中断しないことが大切である。

1）運動強度

対象者の体力レベル、運動への慣れ、現在の疾患の有無ならびにその重症度を考慮し決定する。運動能力が低い場合には、比較的軽い運動を選択する。運動強度は、最大酸素摂取量の60％程度に相当する運動強度を目安とし、(220－年齢)×0.65／分で求められる脈拍数を用いている[1]。運動中の脈拍数は、運動中断直後に15秒間脈拍数を実測し、これを4倍して1分間の脈拍数を推定し、(220－脈拍の実測値)×0.65をめざすとしている。大山[1]は、初期においてはトレッドミルやエアロバイクを用いて脈拍数を測定しながら適切な運動強度を設定することが望ましいと述べている。脈拍数の測定が難しい場合には、主観的な疲労感（主観的運動強度、rating of perceived exertion：RPE）から推定することができる。最大酸素摂取量の60％程度に相当する運動は、「楽である」から「ややつらい」までの運動強度として感じられる。これは、ボルグ（Borg）RPEスケールの11～13に相当する（表2）。

表2　Borgの自覚的運動強度

指数 (Scale)	自覚的運動強度 (RPE(Rating of Perceived Exertion))	運動強度 (%)
20	もう限界	100
19	非常につらい(very very hard)	95
18		
17	かなりつらい(very hard)	85
16		
15	つらい(hard)	70
14		
13	ややつらい(somewhat hard)	55(嫌気性代謝閾値に相当)
12		
11	楽である(fairly light)	40
10		
9	かなり楽である(very light)	20
8		
7	非常に楽である(very very light)	5
6		

（出典）心血管疾患におけるリハビリテーションに関するガイドライン2012年改訂版より引用

2）運動時間

1日に20～60分間継続することが望ましいが、この時間がとれない場合には、10分間の間欠的運動をこまめに行い合計20～60分間行うようにする。ただし、疲労感や強い筋肉痛を感じたら、休息をとるように指導する。

3）肥満患者での運動

急に運動を行うと心臓や関節に悪影響を与えることから、あらかじめ医師による心機能の評価や関節状態の確認を行い、軽い適度な運動から開始し徐々に強度と時間をあげていくことが望ましい。また、食事療法の併用も必要である。

4）痛風発作に罹患した関節への負荷

過度の負荷は避けることが望ましいことから、上下運動が加わるジョギングや急なストップや方向転換を伴うテニスやバスケットボールなどの球技、特に勝負にこだわる運動は勧められない。

5）有酸素運動

ウォーキングやサイクリング（エアロバイク）などの有酸素運動（全身の筋肉を動かしながら、長時間継続できる運動）は、血清尿酸値には影響を与えず、体脂肪（BMI）の減少に伴いインスリン抵抗性を改善し高尿酸血症を正常に導くとされている。それは、高インスリン血症あるいはインスリン抵抗性は、血清尿酸値と有意に相関するとされているからである。インスリンは、近位尿細管でのNaの再吸収を促進すると同時に尿酸トランスポーターであるURAT1を刺激して尿酸の再吸収を促進し、尿酸排泄低下型高尿酸血症を招くとされている[1]。また、メタボリックシンドロームで内臓脂肪の蓄積が起こると、プリン体合成の亢進を介して尿酸産生が増加すると考えられている。

6）レジスタンス運動

急激で過度な運動や無酸素運動（短時間約8～40秒に爆発的な力を発揮する激しい運動）は、急激なアデノシン三リン酸（ATP）の分解を伴うことや腎血流量の低下、運動により産生される乳酸などの有機酸による腎からの尿酸排泄の阻害、交感神経亢進による肝臓での尿酸の産生増大、腎での尿酸排泄が低下することなどによって血清尿酸値の上昇を招くため、注意が必要である[2]。大山ら[3]は、高尿酸血症患者に対するレジスタンストレーニングの影響（パイロット試験）を検討した。健常者と高尿酸血症患者はいずれにおいても有酸素運動では、血清尿酸値に有意な上昇は見られなかった。しかし、高尿酸血症患者においては高強度レジスタンストレーニング（10RM：repetition maximum）で運動直後と運動翌日に、低強度レジスタンストレーニング（20RM）では運動翌日に血清尿酸値が上昇しやすかったと述べている[3]。RM法とは、繰り返して行える最大の回数のこと（重さと回数で限界まで行う方法）で、RM1-4は最大筋力アップ、RM5-14は筋肥大、RM15以上は筋持久力アップに向いていると言われている[4]。

（2）食事指導

食事指導のポイントは、1日の適正なエネルギー摂取（腹8分目）とプリン体の摂取制限、十分な水分摂取である。栄養のバランスを考えいろいろな食材を食べる習慣が大切である（図2）。また、果糖や食塩、脂質、アルコールの摂取を制限することも大切である。

1）1日の適正なエネルギー摂取（腹8分目）

個人の標準体重（身長^2×22）に25～30 kcalをかける。例：身長170 cm；標準体重＝1.7×1.7 m×22＝63.6 kg、1日の適正なエネルギー＝63.6×25～30 kcal＝1,590～1,908 kcal/日

図2　高尿酸血症・痛風を予防するバランスのよい食事

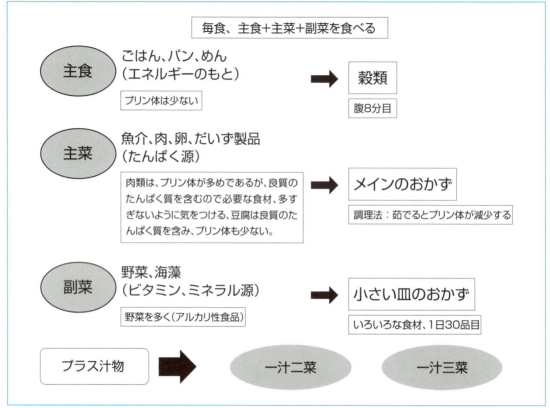

(出典) 参考文献5) より引用

2) プリン体の摂取制限

　痛風の治療ガイドラインでは、「高プリン体食を極力控えるという指導が望ましく、1日のプリン体摂取量は400 mgを超えないようにするのが実際ではないか」とされている。定食のような食事を2回、あとの1回は豆腐・納豆、または卵を使った食事にすると、ガイドラインで推奨される1日のプリン体摂取量約400 mgとなるとされている[5]。アルコール（特に、ビール酵母）にもプリン体が多く含まれているので、アルコール摂取制限（日本酒1合、ビール500 ml、ウイスキーダブル1杯、ワイン1～3杯、禁酒日2日/週以上）も必要である。

3) 十分な飲水と尿のアルカリ化

　体内で産生された尿酸は、約3分の2が腎臓から尿中に、残りは消化管分泌液などから排泄される。尿酸の産生と排泄は、ほぼ一定状態を保っているが、尿中への排泄が低下すると体内の尿酸量（尿酸プール）が増加し血清尿酸値が上昇する（図1）。十分な飲水は、腎臓から尿酸が排泄され血清尿酸値が低下することから効果的である。実際には1日尿量を2,000 ml以上に保つ（尿量の確保）ため飲水（お茶や水とし、清涼飲料水やジュースは勧めない）の指導を行う。また、尿路結石を予防するためにも酸性尿の是正が必要であり、アルカリ性食品（野菜、果物、海藻、キノコ、牛乳、大豆など）による食事指導を行う。腎障害時には腎機能の程度に応じたたんぱく質の摂取制限も必要である。

4）果糖の摂取制限

砂糖入りソフトドリンクや果糖の摂取制限は、痛風・高尿酸血症の改善に役立つとされている。

5）血清尿酸値を低下させる食品の摂取

血清尿酸値を低下させる食品には、たんぱく質、カルシウム（Ca）、乳製品（低脂肪ミルク）、コーヒー、ビタミンC、食物繊維、ポリフェノールなどがある[5]。

服薬指導

高尿酸血症の薬物治療は、痛風性関節炎発作時の治療と間歇期（痛風発作が収まっている時期）の治療に分けられる[6]。

1）痛風性関節炎発作時の治療

これまで、痛風発作の特効薬としてコルヒチン®がよく用いられてきたが、尿酸排泄作用はもっていない。コルヒチン®の長期にわたる予防服用は、副作用発現の可能性もあり行われない。最近は、各種非ステロイド性抗炎症薬（non-steroidal anti-inflammatory drugs：NSAIDs）が用いられている。NSAIDsの大量・短期衝撃療法もなされているが、腎機能低下患者への投与は慎重に行う必要がある。

2）間歇期の治療

血中尿酸値が8 mg/dl以上で治療を開始し、緩やかに低下させ治療の目標値は6 mg/dl以下とする。尿酸降下薬には尿酸排泄促進薬と尿酸生成抑制薬がある。

○尿酸排泄促進薬（プロベネシド：ベネシッド®、ベンズブロマロン：ユリノーム®）：腎からの尿酸排泄量を増加させる。尿酸排泄促進薬を使用する場合は、酸性尿改善薬（重曹、ウラリットU、ウラリット錠）により尿pHを6.0〜7.0に維持し尿路結石の生成を予防する。

○尿酸生成抑制薬：アロプリノール（ザイロリック®）、フェブキソスタット（フェブリク®）、トピロキソスタット（ウリアデック®）が使用される。腎排泄性薬剤であるアロプリノールを腎機能低下が著しい患者に使用すると、アロプリノールの活性代謝産物であるオキシプリノールの血中濃度が上昇し、重篤な副作用の頻度が上昇するとの報告もあり、アロプリノールの使用量は腎機能に応じ制限される。しかし、フェブキソスタットは、軽度な腎障害患者では、投与量を減ずる必要がないとされている。

いずれの薬剤であっても十分な飲水とともに服薬するよう指導する。

〔参考文献〕
1）大山博司：痛風腎患者への運動サポート，CKD患者のための運動サポート，中外医学社：40-41, 2014.
2）栖田道雄：スポーツと尿酸. 高尿酸血症と痛風，14:55-58, 2006.
3）大山博司他：高尿酸血症患者に対するレジスタンストレーニングの影響（パイロット試験）. Gout and Nucleic Acid Metabolism, 40(2):123-130, 2016.
4）Williams MA et al: Resistance exercise in individuals with and without cardiovascular disease. 2007 update. Circulation 115: 572-584, 2007.
5）金子希代子：高尿酸血症・痛風，スマート栄養管理術123，医歯薬出版，174-180, 2014.
6）日本痛風・核酸代謝学会ガイドライン改訂委員会編：高尿酸血症・痛風の治療ガイドライン第2版2012年追補ダイジェスト版，メディカルレビュー社，2012.

第4章

心臓循環器系疾患

高血圧

急性冠症候群：不安定狭心症、急性心筋梗塞

慢性心不全

脳卒中

高血圧

> **POINT**
> - 本態性高血圧（以下、高血圧という）は罹患率がきわめて高く、放置すると重篤な心血管病を導くため、サイレントキラーと呼ばれている。
> - 高血圧の発症には遺伝と生活習慣が深く関与している。
> - 定期的な運動トレーニングは高血圧を予防し、改善する。
> - 運動プログラムは有酸素運動を主体とし、補足的にレジスタンストレーニングを加えるとよい。
> - 運動に加えて食塩制限、禁煙、節酒なども同時に行うことが高血圧の予防・改善効果を促進するうえで重要である。
> - 降圧剤服用時の運動指導については、それぞれの薬剤に対する留意点に十分な注意を払う必要がある。

病態生理

　高血圧は原因が特定できない本態性高血圧（一次性高血圧）と、原因が明らかである二次性高血圧に分類される。一般的に言われる高血圧とは前者であり、高血圧の95％を占める。本態性高血圧（以下、高血圧という）の発症は、遺伝と生活習慣が強く関係している。高血圧自体は痛みを伴わないが重篤な心血管病（心疾患や脳血管疾患など）のリスクファクターであることから、サイレントキラーとも呼ばれ、その予防と治療は重要である。また、高血圧を含めた循環器系疾患の年間医療費総額はがんを抜いてトップであることから、高血圧の予防は国費の削減という大きな経済効果を

表1　日本高血圧学会（2019年）による成人における血圧値の分類（単位はmmHg）

分類	収縮期血圧		拡張期血圧
正常血圧〈至適血圧〉	<120	かつ	<80
正常高値血圧〈正常血圧〉	120-129	かつ〈かつ／または〉	<80〈80-84〉
高値血圧〈正常高値血圧〉	130-139	かつ／または	80-89〈85-89〉
Ⅰ度高血圧	140-159	かつ／または	90-99
Ⅱ度高血圧	160-179	かつ／または	100-109
Ⅲ度高血圧	≧180	かつ／または	≧110
（孤立性）収縮期高血圧	≧140	かつ	<90

（注）表内の〈　　〉の部分は、日本高血圧学会（2014年）における分類と数値。

生むことにつながる。表1に、日本高血圧学会が定める高血圧の診断基準を示した。なお、家庭で血圧が測定された場合は135／85 mmHg以上が高血圧と見なされる。

　血圧は心拍出量（心拍数×一回拍出量）と総末梢血管抵抗の積で表される。つまり血圧は心臓の状態、血管の状態および血液量で決まる。血管作動性物質（アンジオテンシンⅡ、エンドセリン、一酸化窒素nitric oxide：NOなど）の生合成・分泌異常、これらに対する血管応答の異常、交感神経活動の亢進、腎臓におけるナトリウム排出能の低下、血管変性（動脈硬化など）などが、心拍出量の増大や総末梢血管抵抗の増大を引き起こす。そして、これらの病態生理学的特徴は遺伝および環境要因（生活習慣や日常のストレスなど）によって決まる。高血圧発症に関連深い遺伝子の探索は古くから精力的になされており、その後、遺伝子多型の探索やエピジェネティック研究が行われるようになった。これまでに多数の高血圧原因候補遺伝子が発見されており、レニン遺伝子、アンジオテンシンⅡ受容体遺伝子など血管や腎臓への作用に関連したものが多く同定されている一方、視床下部や延髄にある交感神経系中枢の機能に影響を及ぼす遺伝子群も報告されている。生活習慣について見ると、食塩過剰摂取による血液量の増加が高血圧の一因であることは古くから示されており、食塩感受性高血圧症の主因となる。運動不足も高血圧発症に関連する。この機序の一部には肥満による二次的なものもあるが、運動不足は血管壁伸展性を低下させるとともに交感神経活動の亢進をもたらすことが報告されている。喫煙はニコチンを介して交感神経活動の亢進をもたらす。アルコール摂取は急性効果としては血圧の低下が見られるが、飲酒習慣は交感神経系やレニン・アンジオテンシン系などに作用して高血圧を誘発する。

臨床的な考慮事項・運動指導に関する考え方

（1）臨床的な考慮事項

　高血圧の予防とは不適切な生活習慣を避けることにほかならない。他の生活習慣病と同じように、定期的な運動を実践すること、食生活に気を配ること、禁煙・節酒すること、ストレスをためないよう心がけることが重要である。高血圧の治療においては、生活習慣の見直し・改善に加えて、薬物療法が施される。降圧剤にはカルシウム（Ca）拮抗薬、アンジオテンシンⅡ受容体拮抗薬（ARB）、アンジオテンシン変換酵素（ACE）阻害薬、利尿薬、β遮断薬（含αβ遮断薬）などが一般的に使用されている。また、2009年に治療抵抗性高血圧においては腎神経アブレーションといった外科的治療の有効性が報告され、その後国内でも実施されるようになったが、その効果についてはいまだ議論の余地が残されている。

（2）運動指導に関する考え方

　前述したように高血圧を未然に防ぐ試みがきわめて重要であり、その成果は重篤な心血管病の発症を未然に防ぐとともに大きな経済効果（国費の削減）を生むことにつながる。疫学的調査結果やトレーニング効果を確認した研究データのもと、WHO、国際高血圧学会（ISH）、米国スポーツ医学会（American College of Sports Medicine：ACSM）、日本高血圧学会などの

権威ある機関において、高血圧の予防・改善（進行の抑制を含む）のために有酸素運動を定期的に実践することが推奨されており、本邦でも心血管病のない高血圧患者（Ⅰ度・Ⅱ度高血圧の患者）に対して運動指導が行われている。特に、運動不足傾向にある高血圧患者においては、高血圧治療の第一段階（生活習慣の修正）として取り組むべきであると推奨されている（正常高値血圧にも勧められている）。対象や運動条件によって得られる効果は一様でないが、ACSMによると有酸素運動トレーニングにより期待される降圧量自体は5〜7mmHg程度と言われている。しかし、健康日本21（第二次）では4mmHgの降圧であっても脳卒中や心疾患発症率は明らかに低下することが示されている。また、定期的な運動を実践することは、降圧薬依存度を低減させるとともに、高血圧改善以外にも、体力の向上や糖・脂質代謝異常の改善に寄与し、総合的な心身の健康やQoLの向上をもたらすことから、それに代わるものはない。なお、Ⅲ度高血圧では薬物療法による十分降圧後に運動指導が施されるべきであり、また他の生活習慣病などとの合併症が認められる場合はあとに示す標準的な運動プログラムをそのまま適用してはならない。

（3）メディカルチェック

　高血圧患者の運動指導を行う前に、医師の問診によるスクリーニングと必要に応じてメディカルチェックが行われる。高齢者が対象となる場合はメディカルチェックが必須である。ACSMのガイドラインを参考にすると、Ⅰ度高血圧（米国ではステージⅠ）や正常高値血圧では既往歴や心血管病リスク等に問題が見られず、中等度強度以下の運動指導を行う場合は、必ずしも運動負荷試験を行う必要はないとしている。一方、Ⅱ度（米国ではステージⅡ）以上の高血圧患者や、中強度より高い運動強度でトレーニングを行う場合は、運動負荷試験を行い、提供する運動プログラムが適切であるかどうかを事前に確認する必要がある。

（4）運動指導の内容

　有酸素運動トレーニングは高血圧を改善する。しかし、持続時間と頻度に関して最も効率よく血圧を改善するプログラムは確立されていない。また、中等度強度のレジスタンストレーニングでも高血圧の改善が報告されており、ACSM／AHAでは、有酸素運動に加えレジスタンストレーニングも高血圧に対する運動プログラムに取り入れることを勧めている。運動プログラムを作成するにあたり、ほぼすべての運動様式において、運動中は心拍数と動脈圧が上昇することを十分に認識しておく必要がある。特にレジスタンス運動やアイソメトリック運動による昇圧応答は大筋群を用いたリズミカルな有酸素運動に比較し大きい。一方、乳酸閾値（中等度強度）での有酸素運動は大きな昇圧応答や心筋虚血のリスクを伴う可能性が低い。また、有酸素運動のトレーニング効果として糖・脂質代謝の改善、インシュリン感受性の改善、動脈伸展性の増加など、他の生活習慣病の予防・改善をもたらす相乗効果が期待されるため、高血圧患者に対する運動プログラムは大筋群を利用した有酸素運動（ウォーキング、自転車、水泳など）が主体となる。ACSMでは、運動強度は中等度強度とし、酸素摂取予備能または心拍予備能の40〜60％、あるいはボルグ・スケール12から13「ややきつい」といった指針が選択され、運動時間は1回30分以上、週に5〜7日行うことが推奨されている。ただし、10分間の運動を1日に3回ないし4回行っても降圧効果が期待されるので、必ずしも30分以上継続して行

う必要はない。こうした有酸素運動に加え、サルコペニア、骨粗鬆症、腰痛などの予防効果を期待し、最大筋力（1-RM）の60〜80％（高齢者では40〜50％）のレジスタンス運動や柔軟運動を補助的に組み合わせることも推奨されている（表2）。レジスタンス運動を行う際にはValsalva手技（いきむ動作で呼吸が止まり、筋緊張が起こることでふだんより筋力が発揮できる生理的な現象）のような息こらえをしてはならない。

　心血管病のリスクを伴わない高血圧患者（正常高値血圧含む）では、運動トレーニングを特別な施設で行う必要はない。日常生活における身体活動量の増加を心がけるようにするだけで（たとえば「積極的に階段を利用する」「通勤時に1駅分歩く」「昼休みに散歩する」など）、経済的な負担を増すことなく、有酸素運動トレーニングを実践することができる。また、運動トレーニング自体が精神的ストレスにならないように、できる限り楽しみながら実践できる方法や環境を見つけることも重要である。これが運動習慣を形成するための大きな動機となる。

表2　ACSMによる高血圧患者に推奨される運動トレーニングの頻度、強度、時間、様式

	有酸素運動	レジスタンス運動	柔軟運動
頻度	5-7日／週	2-3日／週	2-3日以上／週
強度	中等度 例：40-59%$\dot{V}O_2$RまたはHRR、あるいはRPE12-13（6-20スケールを使用）	1-RMの60-70％、80％まで増加可能 高齢者や未熟者では1RMの40-50％から始める	硬さや違和感がある筋や関節部位のストレッチ運動を行う
時間	30分以上／日の継続運動またはトータル30分以上となる複数回の運動回数を分けて行う場合最低10分間の運動を行う	大筋群において8-12回の繰り返し運動を2-4セット行う	静的ストレッチでは伸ばした状態を10-30秒維持し、2-4回繰り返す
様式	大筋群を用いた長時間のリズミカルな運動（ウォーキング、サイクリング、水泳など）	レジスタンスマシン、フリーウェイト、および（または）、自重を使った運動	静的ストレッチ、動的ストレッチ、あるいは（または）PNFストレッチ

1-RM：最大レップ　HRR：心拍（数）予備能　PNF：固有受容性神経筋促通法　RPE：主観的運動強度　$\dot{V}O_2$R：酸素摂取予備量

（5）運動による降圧効果の機序

　高血圧の発症自体がポリジェニックであるがゆえに、運動による予防効果や降圧効果の機序もまた多様である。また、運動後には一過性に血圧が低下する（運動後低血圧）ので、毎日運動を行っている場合、高血圧の改善効果に一過性の影響も混在し得る。ここでは、慢性効果としての機序について述べる。ACSMではその機序として血管作動性物質に対する応答の変化や血管床の構造的変化に加え、安静時交感神経活動水準の低下、すなわち中枢性要因などを挙げている。これらはすべて血管拡張を助長するので、総末梢血管抵抗を減少させる。また、高血圧患者に対する有酸素運動により、安静時動脈圧や筋交感神経活動の低下とともに動脈圧受容器反射感度が亢進することが知られている。圧受容器反射弓を構成する循環調節中枢の可塑性が当該反射系の機能亢進に寄与している可能性も示されている。また、運動が末梢血管系のみならず、中心動脈にも影響を及ぼすことが知られており、定期的な有酸素運動による動脈スティフネスの低下は心臓後負荷を低下させ、収縮期圧の低下を導くと考えられている。最近の研究において、レジスタンス運動による降圧効果の機序にも血管作動性因子や血管内皮機能が関与している可能性が示された。この分野のさらなる研究成果を期待したい。

食事指導の有益性と限界

　運動と併せて、食塩制限、コレステロールおよび飽和脂肪酸の制限、アルコール制限、野菜や果物の摂取など、食生活を改善していくことも、血圧を効率よく低下させるうえで重要である。食塩摂取は6g未満が推奨されている。一方、野菜や果物などからカリウムやマグネシウムを摂取することが勧められている。食事指導も運動指導と同様に劇的な降圧効果が期待されるものではない。しかし、これらの併用は運動指導単独より大きな降圧効果が期待されるので、心血管病予防の観点からも両者を積極的に取り組むべきである。

服薬（服薬時）の留意点

　高血圧では薬物療法と併用して運動指導が行われることが多い。β遮断薬は、運動に対するHR応答を低下させるので、最大運動能を低下させる。利尿薬を服用している場合は、低カリウム血症、電解質バランス異常、不整脈を、またこれらの降圧剤は体温調節機能に影響し、低血糖を引き起こす可能性もあるので、運動負荷試験や運動指導にあたって特別な留意が必要である。このほかの降圧剤についても注意が必要であり、詳細はACSMのガイドラインを参照されたい。

〔参考文献〕
1）平成28年度 国民医療費の概況，厚生労働省ホームページ
　（https://www.mhlw.go.jp/toukei/saikin/hw/k-iryohi/16/index.html）
2）日本高血圧学会高血圧治療ガイドライン作成委員会：高血圧治療ガイドライン2019（JSH2019），日本高血圧学会, 2019.
3）厚生科学審議会地域保健健康増進栄養部会・次期国民健康づくり運動プラン策定専門委員会：健康日本21（第2次）の推進に関する参考資料，厚生労働省, 2012.
4）ACSM's Guidelines for Exercise Testing and Prescription, 10th Edition, The American College of Sports Medicine, Wolters Kluwer, 2017.
5）鈴木章古，太田壽城：軽症高血圧の管理と治療戦略「運動療法のあり方」．日本臨牀，66(8)：1553-1559, 2008.
6）熊原秀晃，清水明，田中宏暁：生活習慣の改善・指導「運動指導」．日本臨牀，67(Suppl 7)：256-264, 1559, 2009.
7）Pescatello LS, Franklin BA, Fagard R, Farquhar WB, Kelley GA, Ray CA：American College of Sports Medicine. American College of Sports Medicine position stand. Exercise and hypertension. Med Sci Sports Exerc, 36(3):533-553, 2004 Mar.
8）Laterza MC, de Matos LD, Trombetta IC, Braga AM, Roveda F, Alves MJ, Krieger EM, Negrão CE, Rondon MU：Exercise training restores baroreflex sensitivity in never-treated hypertensive patients. Hypertension, 49(6):1298-1306, 2007 Jun.
9）de Sousa EC, Abrahin O, Ferreira ALL, Rodrigues RP, Alves EAC, Vieira RP. Resistance training alone reduces systolic and diastolic blood pressure in prehypertensive and hypertensive individuals: meta-analysis. Hypertens Res. 40(11):927-931, 2017 Nov.
10）Waki H, Gouraud SS, Bhuiyan ME, Takagishi M, Yamazaki T, Kohsaka A, Maeda M. Transcriptome of the NTS in exercise-trained spontaneously hypertensive rats: implications for NTS function and plasticity in regulating blood pressure. Physiol Genomics. 7;45(1):58-67, 2013 Jan.
11）Waki H, Takagishi M, Gouraud SS. Central mechanisms underlying anti-hypertensive effects of exercise training. J Phys Fitness Sports Med, 3(3): 317-325, 2014.

急性冠症候群：
不安定狭心症、急性心筋梗塞

POINT

- 急性冠症候群とは、冠動脈のプラーク（粥腫）破綻を起因として急速に血栓形成・閉塞が進行しつつある疾患で、急性心筋梗塞と不安定狭心症が含まれ、心筋壊死にまで至ると急性心筋梗塞、心筋壊死にまで至らなければ不安定狭心症となる。どちらもただちに急性期治療（冠動脈インターベンション）が重要である。

- 動脈硬化性疾患であるため、冠危険因子を保有している。これらの評価を行うことと、運動療法がよい適応になるので、運動指導は積極的に勧める。また食事指導や禁煙指導を合わせて行うことを心がける。

- 運動負荷試験の結果から個別に強度を設定して運動処方を行う。運動療法を指導したら、定期的に運動負荷試験を行い、有酸素能力の評価と運動実践状況を確認する。

病態生理

　虚血性心疾患とは、心筋に血液（酸素）を供給している冠（状）動脈の血流（冠血流）量がなんらかの原因で減少し、その結果、相対的または絶対的に酸素供給が低下し、心筋の酸素需要を充足できないために起こる病態で、急性あるいは慢性の経過で発症する。主として冠動脈の器質的または機能的な病変に起因し、可逆的あるいは不可逆的な心筋障害が発生する。

　冠動脈の器質的病変としては粥状硬化いわゆる動脈硬化が最も多く、冠動脈に狭窄あるいは閉塞が生じる。冠動脈の粥状硬化は、中高年男性あるいは閉経期以降の女性で進行し、その冠動脈硬化を促進する因子（冠危険因子）として、加齢・男性など患者自身の体質に依存する因子と、喫煙・糖尿病・高血圧・脂質異常症などの生活習慣に根ざした修正可能な因子とがある。

　虚血性心疾患には、虚血時間が短く器質的心筋障害を残さずに回復する狭心症（angina pectoris：AP）と虚血時間が長く心筋壊死を起こして不可逆的な障害を残す心筋梗塞（myocardial infarction：MI）がある。また、新規に発症した狭心症や狭心発作が増悪する時期を不安定狭心症と呼び、さらに冠動脈の粥状硬化巣が破裂して、血管腔内に血小板血栓が形成され、急激に冠閉塞が生じる病態を急性冠症候群（acute coronary syndrome：ACS）という。急性冠症候群には、不安定狭心症、急性心筋梗塞（acute myocardial infarction：AMI）

と心臓突然死が含まれている。

　従来、わが国では欧米に比べて高血圧の頻度が高く、虚血性心疾患の頻度は低いとされてきた。特に地方においては、食生活の偏りから、高血圧が多く、脳血管疾患による死亡率が高率であった。しかし、減塩をはじめとする高血圧管理と動物性脂肪の摂取量の増加や日常生活における身体活動の低下が、欧米型の動脈硬化性疾患の増加を招いている。

臨床的な考慮事項・運動指導に関する考え方

（1）心臓リハビリテーションの流れ

　急性冠症候群の急性期治療が終了し、患者の循環動態が落ち着いたら心臓リハビリテーション（心リハ）が開始される（図1）。入院中はできるだけ早い時期から離床を開始し、歩行訓練へとつなげる。そして心筋梗塞の合併症に注意しながら歩行距離を徐々に延長し、シャワー負荷や階段負荷を通して、退院後の日常生活に備える。さらに、退院前あるいは退院後の早い時期に運動負荷試験を行い、有酸素運動を開始するとともに、運動耐容能を評価して退院後の日常生活動作（activities of daily living：ADL）の安全域を決定する。また、冠危険因子の管理を含めた患者教育は入院中から開始しておきたい。回復期の心リハは約3か月と言われている。この時期は家庭または職場復帰に向かっての準備期に当たり、徐々に身体活動の範囲を広げていく。この時期の運動療法と身体機能評価は重要である。回復期心リハにおいて適応や禁忌を明確にして、運動により病態の悪化が懸念される症例を除いておくことが大切である。職場復帰上の問題点、心理的な問題や食事指導もこの時期のリハに重要な要素を占めている。心筋梗塞患者の在院日数が短縮化していくことを考えれば、外来における回復期心リハの果たす

図1　心臓リハビリテーション

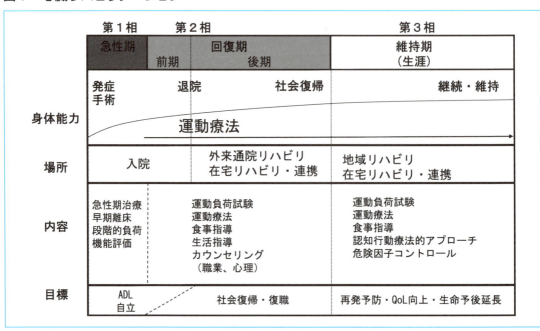

役割はいっそう重要となる。また、維持期は社会復帰がなされた後、生涯にわたり良好な身体ならびに精神状態を維持していく時期である。再発予防のために運動療法の重要性はさらに増し、心臓病に対する正しい知識を身につけ実践していく時期である。

（2）生活習慣の修正

虚血性心疾患患者は、一次予防のみならず二次予防においても、高血圧、脂質異常、肥満、糖尿病、喫煙等の冠危険因子の管理が重要で、食事療法、運動療法、禁煙指導といった生活習慣の修正（lifestyle modification）がその根幹をなす。生活習慣の修正については、日本循環器学会から出されている『心筋梗塞二次予防に関するガイドライン（2011年改訂版）』が参考になる[1]。

規則的な運動、日常生活・職業上の活発な身体活動が、動脈硬化の危険因子を軽減し、虚血性心疾患の発生ないし再発を予防し、それによる死亡を減少させることについては多くの疫学的・臨床的研究により証明され、一次予防・二次予防における有効性は確立している[2]。虚血性心疾患の二次予防手段としての運動療法は、包括的心リハ（comprehensive cardiac rehabilitation）の重要な部分を構成している。

（3）運動指導のための基本的な考え方

1) 適応・禁忌とプログラム実施前の評価

心リハを進めて行くうえで、循環系の評価は欠かせない。心機能、冠予備能、不整脈と冠危険因子に関して検査を行い、適応と禁忌を明確にして、特に運動負荷により悪化をきたさないか、もしくはどの程度まで負荷が可能かを評価しておくことが重要である。病態を把握するうえで最低限必要な情報は、診断名、合併症（冠危険因子の評価を含める）、服薬歴である。

2) 運動プログラム

虚血性心疾患の運動プログラムは、ウォーミングアップ、有酸素運動、レジスタンス運動、クールダウンの4つの要素から構成される。

①有酸素運動

虚血性心疾患の運動トレーニングにおいて中心的な効果を生む部分である。一般的にはウォーキングがよく用いられるが、これは、大きな筋肉を使い、リズミカルで持続的というウォーキングの特性が、冠循環ならびに末梢循環を増加し、心疾患のための運動の条件とよく一致するからである。サイクリングや水中歩行なども同じ効果を期待できる。

有酸素運動は適切な強さで行うことが大切である。AHA（アメリカ心臓病学会）のガイドラインでは最大心拍数の50～70％、または最高酸素摂取量の40～60％の運動強度を推奨している[3]。本邦では個別に運動強度が設定でき、最大下の負荷強度で求められるという理由から嫌気性代謝閾値（AT）が運動強度の指標として推奨されている。ATを基準とした負荷ならば、乳酸の蓄積がなく長時間運動が可能である[2]。回復期（特に前期）における運動強度はATを基準にして決定される場合が多い。

カルボーネンの式〔目標心拍数＝（最大心拍数−安静時心拍数）×0.4～0.6＋安静時心拍数〕や％最大心拍数法〔目標心拍数＝（220−年齢）×0.5～0.7〕から求められた目標心拍数を運動強度の指標とすることがあるが、心臓病患者の場合は服薬の影響や心電図変化、不整脈の発生

などを考慮する必要がある。運動負荷設備のない施設では、自覚的運動強度（RPE）が強度の指標として汎用されている。RPEの「11から13：楽～ややきつい」はATとほぼ一致するので、低リスクの患者には有用な指標である[2]。運動強度の調節には心拍数が一般的に用いられる。運動中の心拍数を観察するためには心拍モニター計が便利である。最近は腕時計型の心拍モニター計がよく用いられている。心拍モニター計を用意できないときは脈拍を測ることが一般的である。運動後に心拍数はすぐに低下するので、できるだけ早く脈を見つけなければならない。

　運動時間につては、30分程度持続する運動を勧め、それが達成困難な場合に短時間運動を数回に分けて行うことを提案するとよい。急性期など運動プログラムを始めるときは、必要な運動時間・運動量を満たすことが難しいかもしれない。推奨されるレベルに達するまでは徐々に増やしていくべきである。有酸素運動を含むプログラムを週3～5回行うことを基本とする。

②レジスタンス運動

　レジスタンス運動は、最近になって虚血性心疾患の患者に対し積極的に行われるようになった。これは、筋力や筋持久力を維持・改善することが日常生活動作を改善し、加えて動作中の心臓の負担を軽くするからである。

　種目の選択に際しては、小筋群より大筋群を使用したほうが、単関節より複関節の運動のほうが心血管系に対し負担が小さいことを考慮する。具体的にはスクワット、カーフレイズや腕立てふせなどが勧められる。ダンベルやウエイトトレーニングマシンなどを用いると種目のバリエーションが大幅に増えるので、運動指導員に相談してプログラムに組み入れるとよい。レジスタンス運動の強度は、軽めの負荷から開始し、反復回数10～12回を目安にし、余裕をもって終了にする。また、血圧の上昇や整形外科的な疾患に十分注意する。レジスタンス運動を補足的に週2～3回行うことを勧めている。

食事指導の有益性と限界

　高血圧や脂質異常のための食事療法は、薬物治療に先立って試みられ、また薬物療法とともに実施されることにより、その治療効果を高めるものとして重要である。耐糖能異常や糖尿病は、心筋梗塞発症の主要な危険因子である。HbA1cが正常範囲を超える患者は過剰なエネルギー摂取を控え、身体活動を促進して血糖値コントロールの改善に努める。糖尿病のある心筋梗塞患者における耐糖能改善が心筋梗塞再発を抑制することが認められている。体重が多い場合には、高血圧、総コレステロール値、LDLコレステロール値の上昇、HDLコレステロール値の低下、中性脂肪の上昇、耐糖能異常や糖尿病の悪化、あるいはこれらが集積したメタボリックシンドロームと関連している。適切な体重管理についてはBMI（body mass index）を目標値として行う。

服薬の留意点

　狭心症に対する一般的治療として、経口投与の持続性硝酸薬あるいは皮膚に貼付する持続性硝酸薬を使用する。硝酸薬には薬剤耐性があり、長期的な使用によってその効果が減弱するの

で、狭心発作が軽快した患者に対して漫然と使用することは避ける。また労作狭心症の発作は、β遮断薬を投与して心仕事量を減少し狭心発作の出現を予防する。抗狭心症薬としてのカルシウム拮抗薬は、血管平滑筋の弛緩・拡張による血圧の低下と冠血流量の増加作用から、心筋虚血閾値を上げるために用いられる。安静狭心症の治療は、血管攣縮の誘因を除外しカルシウム拮抗薬による治療を行って、狭心発作の緩解を目標にする。安静狭心症は、一般的に血行再建術の適応はなく、多枝冠攣縮を示す場合は治療抵抗性のことが多い。高血圧症に対する降圧剤、脂質異常症に対するスタチン、糖尿病に対する血糖降下剤と抗血栓薬を服用していることが多いので、必ず服薬状況を確認する必要がある。

実践例

われわれは、維持期心疾患患者の運動療法プログラムに集団スポーツを取り入れて成果を上げている[4]（写真1）。この方法はドイツを中心にヨーロッパで積極的に行われているが、残念ながら日本では人件費、施設の問題で普及が遅れている。しかし、あえて集団スポーツを取り入れているのは、スポーツそれ自体に技術の向上や他人との交流、さらには長い歴史の中で培われたルールに裏打ちされた「楽しさ」があるからである。もちろん、一般的な運動プログラムと比べても効果は遜色なく、むしろ運動習慣が長続きするという特徴もある。

写真1　維持期における集団スポーツ運動療法

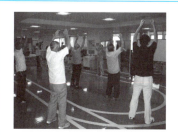
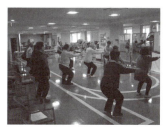
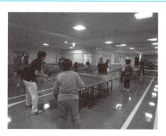
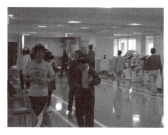
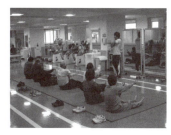
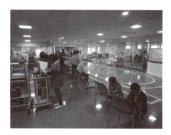

ストレッチ、太極拳、ウォーキング、卓球

〔参考文献〕
1) 小川久雄, 安達仁, 石井秀樹他：心筋梗塞二次予防に関するガイドライン（2011年改訂版）日本循環器学会　循環器病の診断と治療に関するガイドライン（2010年度合同研究班報告）http://www.j-circ.or.jp/guideline/pdf/JCS2011_ogawah_h.pdf
2) 野原隆司, 安達仁, 石原俊一他：心血管疾患におけるリハビリテーションに関するガイドライン（2012年改訂版）日本循環器学会　循環器病の診断と治療に関するガイドライン（2011年度合同研究班報告）http://www.j-circ.or.jp/guideline/pdf/JCS2012_nohara_h.pdf
3) Fletcher GF et al: Exercise standards. A statement for healthcare professionals from the American Heart Association. Writing group. Circulation, 91：580-615, 1995.
4) 佐藤真治他：大学病院における集団スポーツリハビリテーション. 臨床スポーツ医学, 22: 975-980

慢性心不全

> **POINT**
> - 以前は、左室収縮機能が低下している慢性心不全患者に対する運動は心リモデリングを進行させる可能性が指摘され推奨されていなかったが、適切なプログラムによる運動療法は多くのメリットをもたらすことが明らかとなり、現在では急性期のベッドサイドから早期介入が推奨されている。
> - 心不全症状である、動悸、呼吸困難感（息切れ）、倦怠感、浮腫（むくみ）等の出現に注意して行う運動療法は、自覚症状や運動耐容能、自律神経機能、血管内皮機能、QoLなど多面的な病態改善効果を有する。
> - 慢性心不全は、2006年より心大血管リハビリテーションの保険適応対象疾患となっている。

心不全とは？

　心不全とは、心臓の収縮機能や拡張機能が低下することが原因で、心臓の内圧が上昇、心拍出量が低下し、その結果、うっ血や呼吸困難、運動耐容能の低下をきたす症候群である。薬物療法を含めた医療の進歩により、心不全の長期予後は劇的に改善したが、近年わが国では人口の高齢化とともに、生活習慣病、虚血性心疾患の患者数が増加し、その終末像である心不全患者も増加の一途をたどっている。一般的に心不全といえば慢性心不全のことを指すことが多いが、昨今では慢性心不全は、急性心不全という急激な病態悪化を繰り返して徐々に慢性化することより、慢性心不全と急性心不全を連続した病態としてとらえるようになってきている。つまり、慢性心不全では、交感神経系、レニン－アンジオテンシン－アルドステロン系が賦活化し、炎症性サイトカイン等の関与も含め、慢性心不全が急性増悪し、一たび急性心不全の状態になるとこれらの系がさらなる増大をきたす。したがって、ACC/AHA（American College of Cardiology/American Heart Association）やESC（European Society of Cardiology）の診療ガイドラインでは、慢性心不全と急性心不全が同じガイドライン中に述べられている。

　また、心不全には、左室のポンプ機能が悪化した左心不全と右室のポンプ機能が悪化した右心不全という病態がある。左心不全は、虚血性心疾患や心筋症、重症心臓弁膜症など、なんらかの原因で左室のポンプ機能が低下した状態である。右心不全は、右室梗塞のように右心系の心筋そのものの機能低下以外に、肺動脈狭窄や肺高血圧症などの圧負荷、先天性心疾患等のシャント性疾患による容量負荷、心タンポナーデなどによる拡張障害によるものなどが存在

し、それぞれの病態によって治療法は異なる。心不全は、あらゆる心疾患の終末像であり、それらの心疾患の増悪はもちろん、薬の内服や通院の中断、塩分・水分過多、血圧上昇、過労、感染症合併などが心不全の悪化因子である。

　心不全の具体的な症状としては、動悸、呼吸困難感（息切れ）、倦怠感、浮腫（むくみ）、体重増加などが挙げられるが個々で異なる。重症化すると、起坐呼吸を伴い、ショック状態を生じる。

NYHA重症度分類と神経体液性因子

　心不全の程度や重症度を示す分類で最も頻用されるのが、NYHA（New York Heart Association）重症度分類（表1）である。おおまかな心機能障害の程度を問診により簡便かつ短時間に知ることができる。慢性心不全において、NYHA Ⅳ度の患者の1年死亡率は20〜50%と言われている。しかし、その判定は主に自覚症状によって行われるため、心機能の定量的・客観的評価には適していない。そこで、客観的な重症度評価や治療効果判定に広く臨床で用いられるのが神経体液性因子である、ANP（心房性ナトリウム利尿ペプチド：atrial natriuretic peptide）やBNP（脳性ナトリウム利尿ペプチド：brain natriuretic peptide）などの心臓から分泌されるホルモンである。最近は、より安定して測定可能なNT-proBNP（N-terminal proBNP）が心不全の血液マーカーとして広く測定されている。

表1　NYHA重症度分類

NYHA Ⅰ	普通の身体活動で疲労（−）、動悸（−）、呼吸困難（−）、狭心痛（−） （心疾患はあるが、通常の身体活動では症状なし）
NYHA Ⅱ	普通の身体活動で疲労（+）、動悸（+）、呼吸困難（+）、狭心痛（+） （通常の身体活動がある程度制限される）
NYHA Ⅲ	普通以下の身体活動で愁訴出現 （通常の身体活動が高度に制限される）
NYHA Ⅳ	安静時にも呼吸困難を示す （安静時でさえ、心不全症状出現）

収縮機能障害と拡張機能障害

　心臓のポンプ機能には収縮機能と拡張機能がある。一般的に心不全というと、心臓の収縮機能が低下している状態と考えられていたが、昨今、心不全症状をきたした患者の中には、収縮能が保持されている心不全患者が半数近く存在することが報告された。収縮機能低下はもちろん、拡張機能低下もまた心不全症状を生じる原因となる。昨今、「収縮能が保持された心不全（heart failure with preserved ejection fraction：HFpEF）」と呼ばれているものは、ほとんどがこの拡張機能低下による心不全と考えられている。HFpEF患者は、収縮機能低下に基づく心不全患者（heart failure with reduced ejection fraction：HFrEF）と比較すると、高齢

者、女性、高血圧、糖尿病の合併が多く見られる。また、両者とも生命予後は決してよくはないが、HFpEF患者のほうがやや良好であることが報告されている[1]。現在の心不全治療薬がHFrEF患者の予後を改善する効果に関しては数多く報告されているが、現時点ではHFpEF患者の生命予後を改善する治療薬に関しては、明らかなエビデンスを示す報告はない。

心不全に対する食事指導

1日6g未満を目標とした塩分制限が慢性心不全患者の食事指導の中心となっているが、その実践はなかなか容易ではない。塩分の過剰な摂取は、血中ナトリウム濃度が上昇し、血管内浸透圧の増加をきたす。すると、補給した水分は血管内に引き込まれ、血液量が増加し前負荷が増大し、心不全増悪をきたしてしまうため、やはり塩分制限は重要な治療法の1つである。醤油や味噌を好む人が多い日本人にとっては、非常に重要な課題である。

心不全に対する運動療法

以前は、心不全患者に運動療法を行うと、心臓の仕事率が増加し、心リモデリングが進行すると考えられていたが、最近は、運動療法を継続することにより、拡大した左室内腔が縮小し、左室駆出率（LVEF）が改善することが明らかになってきており、わが国でも2006年に心大血管疾患リハビリテーション（心リハ）の保険適用対象疾患に慢性心不全が追加された。心リハの適応となる慢性心不全は、LVEF≦40％、peak VO$_2$≦80％、BNP≧80 pg/mLのいずれかを満たす者とされている。

表2　心不全に対する運動療法の効果

1. 運動耐容能：改善
2. 心臓への効果
    a．左室機能：安静時左室駆出率不変または軽度改善、運動時心拍出量増加反応改善、左室拡張早期機能改善
    b．冠循環：冠動脈内皮機能改善、運動時心筋灌流改善、冠側副血行路増加
    c．左室リモデリング：悪化させない（むしろ抑制）、BNP低下
3. 末梢効果
    a．骨格筋：筋量増加、筋力増加、好気的代謝改善、抗酸化酵素発現増加
    b．呼吸筋：機能改善
    c．血管内皮：内皮依存性血管拡張反応改善、一酸化窒素合成酵素（eNOS）発現増加
4. 神経体液因子
    a．自律神経機能：交感神経活性抑制、副交感神経活性増大、心拍変動改善
    b．換気応答：改善、呼吸中枢CO$_2$感受性改善
    c．炎症マーカー：炎症性サイトカイン（TNF-α）低下、CRP低下
5. 心理的効果：不安抑うつ軽減、健康関連QoL改善
6. 長期予後：心不全入院減少、無事故生存率改善、総死亡率低下（メタアナリシス）

（出典）参考文献5）より引用

HFrEF患者に対する運動療法の効果は、ExTraMATCH研究によると、対照群と比較して再入院および死亡を28％、死亡を35％軽減させたと報告され[2]、また、HF ACTION研究では、対照群と比較して全死亡や総入院が11％軽減されたと報告された。一方、HFpEF患者に対する運動療法の効果としては、TOPCAT研究によると、身体活動と予後の関連を検討したところ、身体活動が多いほど予後が良好であったと報告されている[3]。

心不全患者に対する運動療法は、予後の改善だけでなく、自覚症状や運動耐容能、自律神経機能、血管内皮機能など多面的な病態を改善させる（表2）。さらには、QoL改善に関しても数多く報告されている。

運動療法の適応と禁忌

基本的には、NYHA Ⅰ～Ⅲ度の比較的安定した心不全患者が運動療法の対象となるが、開始前に適応と禁忌を必ず確認する（表3）。NYHA Ⅳ度の患者は運動療法の相対的禁忌とされているが、骨格筋の廃用性萎縮や褥瘡予防を目的に、ベッドサイドから理学療法士によるリハビリ介入が勧められる。運動誘発性に重篤な不整脈を生じる患者には、残念ながら運動療法は勧められないが、単発の心室性不整脈であれば、慎重に運動療法を行うことで、心筋虚血の改善による不整脈出現閾値の上昇や運動耐容能の増加、交感神経緊張の低下、血中カテコラミンの減少などの効果が期待できる。

表3 心不全患者における運動療法の適応と禁忌

適応	・少なくとも過去3日間で心不全の自覚症状（呼吸困難、易疲労性など）および身体所見（浮腫、肺うっ血など）の増悪がないこと ・過度の体液貯蓄や脱水状態ではないこと
禁忌	・過去3日間以内における心不全の自覚症状の増悪 ・不安定狭心症または閾値の低い心筋虚血 ・手術適応のある重症弁膜症、特に大動脈弁狭窄症 ・重症の左室流出路狭窄 ・未治療の運動誘発性重症不整脈（心室細動、持続性心室頻拍） ・活動性の心筋炎 ・急性全身性疾患または発熱 ・運動療法が禁忌となるその他の疾患（中等度以上の大動脈瘤、重症高血圧、血栓性静脈炎、2週間以内の塞栓症、重篤な他臓器障害など）

（出典）参考文献4）より引用

運動療法の実際

心不全に対する運動療法は、急性期の理学療法士中心に行う早期リハビリ介入から始まり、慢性期の心臓リハビリテーション（以後、心リハ）へつなげていく。心リハの適応に該当しない心不全患者に関しても同様に運動療法前の適応と禁忌を確認し、積極的に運動療法を行って

いく。急性期心不全に対する運動療法の主な目的は、早期離床により過剰な安静保持の弊害（身体的・精神的デコンディショニング、褥瘡、深部静脈血栓症など）の予防である。慢性心不全に対する運動療法は、栄養指導や服薬指導、禁煙指導、カウンセリング等を含めた心リハとして包括的に行うことにより心不全の増悪を伴うことなく、運動耐容能・長期予後・QoLを改善することが明らかにされている。慢性心不全に対する心リハは、虚血性心疾患や開胸術後の心リハと同様、急性期⇒回復期⇒維持期という流れで進めていく。

運動療法導入に際して、十分な問診が大前提であるが、病歴の確認、バイタルサインを含めた身体所見、胸部エックス線（心拡大、うっ血の有無等）、心電図（虚血性変化、不整脈の有無等）、心臓超音波検査（左室駆出率等）、血液学的検査（貧血、電解質異常、神経体液性因子等）を可能な限り確認する。異常所見や異常値が運動療法の適応範囲内であるか否かの評価も

表4　運動プログラム作成

- 主治医やリハビリテーション担当医が運動療法の適応であることを再承認する。
- 運動療法のプログラム内容等、患者に対して説明する。
- 運動前にウォームアップ、運動後にはクールダウンを含み、有酸素運動とレジスタンス運動から構成される運動プログラムを作成する。
- CPX（心肺運動負荷試験）の結果に基づき、有酸素運動の頻度、強度、持続時間、様式を処方し実践する。
    頻度：週3-5回（重症例では週3回、軽症例では週5回まで増加させてもよい）
    強度：40〜60% peak VO_2 のレベル、ATレベルの心拍数、心拍予備能の40〜60%
    　　　（実測Karvonenの式[*1]）、Borgスケール11〜13のうちいずれか
    持続時間：5〜10分×1日2回程度から、20〜30分×1日2回まで。1週間程度で徐々に
    　　　　　増加させる。心不全の増悪に注意する
- CPXが持続できない場合は、Borgスケール11〜13または予測心拍予備能[*2]の30〜50%（Karvonen係数k=0.3〜0.5）で、軽症ではk=0.4〜0.5、中等度から重症ではk=0.3〜0.4で運動処方を行い、有酸素運動を実践する。
- レジスタンス運動の頻度、強度、持続時間、様式を処方し、実践する。
    頻度：2〜3回/週
    強度：低強度から中等強度
    　　　上肢運動は1RMの30〜40%、下肢運動では50〜60%、1セット10〜15回反復できる負荷量でBorgスケール13以下
    持続時間：10〜15回を1〜3セット
    様式：ゴムバンド、足首や手首への重錘、ダンベル、フリーウエイト、プーリー、ウエイトマシン等
- 運動中の心電図を連続モニタリングする。
- 運動前後の血圧を測定する。
- 運動中の危険な症状や運動管理について再度指導する。
- 患者の状態に応じて運動処方を修正する。

Karvonenの式を用いた目標心拍数の算出
*1　CPXを実施（実測）：（運動時最大心拍数−安静時心拍数）×強度（Karvonen係数）＋安静時心拍数
*2　CPXを未実施（予測）：（予測最大心拍数−安静時心拍数）×強度（Karvonen係数）＋安静時心拍数
　　　予測最大心拍数＝220−年齢

（出典）参考文献4）より引用

重要であるが、運動療法導入前の比較的安定している時期に各検査結果を確認しておくことは、運動療法導入後に生じた変化を評価するうえで、比較するために重要である。

　急性期は、理学療法士が中心となって軽負荷のストレッチや自重でのエクササイズを行う施設が多いが、バイタルサインや心電図変化に問題がないことを確認しながら段階的にステップアップしていく。6分間歩行テストをクリアし、主治医やリハビリテーション担当医が運動療法の適応であることを承認すると、本格的な運動療法へと移行する。表4に示すような運動プログラムを作成し、可能な限りCPX（心肺運動負荷試験）を行い、それぞれの患者にあった運動プログラムをもとに入院中の急性期心リハから通院での回復期心リハへ進めていく。心不全患者は、β遮断薬や抗不整脈薬等を内服していることが多く、その場合、心拍数を減少させる効果があり、運動負荷自体が過負荷にならないよう注意する必要がある。運動中に万一心不全徴候を認めたときは、運動療法の一時中止や運動処方の見直しを検討する。回復期心リハは、心リハ認可施設で行っているため、モニター監視下での運動を指導しているが、維持期心リハへ入ると一般的なフィットネスジムや運動施設で継続していくことになるため、定期的に個別に運動プログラムを見直しつつ、運動継続していくことが推奨されている。ただし、わが国では、保険の問題も重なり、維持期心リハまで行うケースが非常に少ないことが課題とされている。

終わりに

　慢性心不全の運動療法は、心拍出量低下に対する過剰な代償機構やデコンディショニングによってもたらされた心不全患者の病態を改善させるのに、非常に重要である。適応を十分に評価し、適切な運動プログラムのもと安全に運動を行うことで、患者のQoLや予後の改善が期待される。

〔参考文献〕
1) Owan TE et al: Trends in prevalence and outcome of heart failure with preserved ejection fraction. N Engl J Med, 355：251-259, 2006.
2) ExTraMATCH Collaborative: Exercise training meta-analysis of trials in patients with chronic heart failure. BMJ, 328(7433)：189, 2004.
3) Hegde SM et al: Physical Activity and Prognosis in the TOPCAT Trial (Treatment of Preserved Cardiac Function Heart Failure With an Aldosterone Antagonist). Circulation, 136(11)：982-992, 2017.
4) 日本心臓リハビリテーション学会：心不全の心臓リハビリテーション標準プログラム2017年版．
5) 日本心臓リハビリテーション学会：心血管疾患におけるリハビリテーションに関するガイドライン2012年度改訂版．

脳卒中

> **POINT**
> ● 脳卒中の筋力増強は、健側のみでなく、患側も強化する必要がある。
> ● 脳卒中の運動療法で、阻害因子になるような痙縮や麻痺には、装具療法や薬物療法、物理療法を併用するとよい。
> ● 脳卒中発症後は、循環調整能も障害されており、血圧変化に注意しながら、静的運動、動的運動を使い分けていく必要がある。
> ● 脳卒中発症後は、過体重の予防、筋力増強のためのたんぱく質摂取など食事療法も重要な役割をなす。

病態生理

(1) 定義

　脳卒中とは、意識障害、片麻痺、頭痛が突発的に起こる症候をいい、脳血管障害と同義語で脳梗塞、脳出血、くも膜下出血などが原因で発症する疾患である。リスクファクターは高血圧、糖尿病、脂質異常症、肥満がある。
　脳血管障害は毎年30万人が、既往をもつ人は130万人と言われており、1970年台までは死因のトップにあったが、現在、死因第4位である。その一方で、救命率が上がった影響もあり、要介護の原因1位となっている。脳梗塞、脳出血は再発率も高く、危険因子を取り除くための運動療法は、重要な役割をなす。

(2) 原因

　脳梗塞は、ラクナ梗塞（穿通枝末梢部分の閉塞、通常径15 mm以下）、アテローム性血栓性脳梗塞、心原性脳塞栓症とその他の脳梗塞に分類される。アテローム性血栓性脳梗塞の中に主幹動脈からの分岐した近傍で穿通枝が狭窄、閉塞するBAD（branch atheromatous disease）がある。ラクナ梗塞、アテローム性血栓性脳梗塞は、血管が硬化し、狭窄、閉塞することにより発症し、心原性脳塞栓症は、心臓や血管内にできた血栓などが脳の血管内につまることによって発症する。
　一度起きた脳梗塞症状が数時間後に改善する一過性脳虚血（TIA）は、脳梗塞の前駆症状と言われており、何も治療をしないと15～20％は、3か月以内に脳梗塞を発症し、特にその半数

は数日（特に48時間）以内に発症することがわかっており、注意が必要である。

　脳出血は脳実質内の出血で、微小動脈瘤破裂や血管壊死によって起こり、高血圧が原因なものが多い。好発部位は被殻が最も多く、視床、皮質下、橋や小脳などである。原因としては、約80％が高血圧によるものである。

　くも膜下出血は、脳動脈瘤の破裂などを原因として発症する疾患であり、その他の原因として、脳動静脈奇形がある。好発部位は、前交通動脈、内頸動脈、中大脳動脈である。2週間以内に20％に脳血管攣縮が発症し、脳梗塞となり、重症化する。また、再出血も多い。

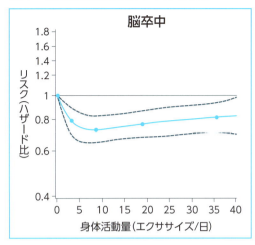

図1　身体活動量と脳卒中のリスク

　脳血管障害のリスクファクターとして、高血圧、糖尿病、脂質異常症による動脈硬化、心房細動、弁膜症やその術後などによる塞栓症が挙げられる。そのため、脳血管障害発症予防として、運動療法が重要である。1日の身体活動量が脳卒中発症を予防するという報告もある（図1）。

（3）病態

　脳血管障害の運動を障害する因子は、障害される病巣によってさまざまである。障害の種類としては、①麻痺による筋力低下　②痙縮など筋緊張亢進による協調運動障害　③小脳や深部感覚障害による失調　④錐体外路症状が代表的なものであり、また遂行機能障害や注意障害などに代表される高次機能障害も運動を障害する因子となりうる。そして、視野狭窄や動眼神経麻痺などによる眼球運動障害によって引き起こされる視覚障害で運動が阻害されることもある。また、自律神経障害による循環障害などがあり、運動時に不整脈を誘発されることがある。また、早期離床が実施されていない場合は、循環血液量の減少や血圧調節能の低下により起立性低血圧を誘発することがある。

運動療法の考え方

　運動療法（指導）において、重要な要素は、廃用による不必要な運動機能の低下を予防することと麻痺側における残存機能の向上や健側の代償能力向上である。つまり、発症後できるだけ早期に、麻痺側の可能な限りの筋力増強と非麻痺側が麻痺側をカバーするほど屈強に鍛錬する必要性がある。また、運動療法には、再発予防に寄与する部分も多く、高血圧や糖尿病の改善のため、肥満の改善と持久力（最大酸素摂取量）の向上も必要となってくる。

（1）運動能力の評価

　運動療法を開始するにあたって、運動能力を評価することが重要である。必要な評価項目としては、筋力、持久力などの純粋な運動能力に加えて、運動の阻害因子になる痙縮や高次脳機能障害も評価する必要がある。また、合わせて運動時の生理的応答の確認も必要である。その

ため、運動時、体位変換時は、モニター心電図などで心拍数、不整脈の確認や血圧変化を測定する。

写真1　ハンドダイナモメーター

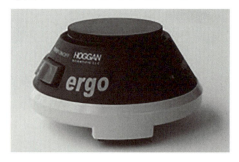

　筋力測定は、麻痺側では運動療法の方法決定に、非麻痺側は麻痺側を代償する能力評価のため重要であり、両側の筋力測定が重要となってくる。海外では、麻痺側の測定は一般的に行われているが、日本では、麻痺側の筋力測定が軽視されている傾向があったため、必ず両側測定することが推奨される。測定される筋は、上肢では握力を測定することが多く、肘屈筋、伸筋、肩関節外転、伸展、屈曲筋も重要で測定されることが多い。下肢では歩行に重要な大腿四頭筋や前脛骨筋などが測定されることが多い。測定方法としては、徒手筋力検査（Manual Muscle Test：MMT）、ハンドダイナモメーター（写真1）が使用されることが多い。

　持久力測定は、自転車エルゴメーターが用いられることが多い。麻痺があるため歩行速度が遅く、速い速度での歩行や走行が困難ではあるが、トレッドミルも用いられる。また、自転車エルゴメーターでも片麻痺が重度であるとペダル駆動が困難なことがあり、片脚駆動自転車エルゴメーターや上肢エルゴメーターを評価に用いることもある。エルゴメトリより評価に用いられることが多いのが、6分間歩行である。麻痺の影響で段階的に歩行速度を速めることのできない脳血管障害の患者にとって、相対的に高い強度で持続的に運動ができ、適した方法であるといえる。

　運動阻害因子になる痙縮の評価は、筋緊張を各関節で評価する。評価方法としては、Modified Ashworth Scale（MAS）が利用されることが多い（表1）。

表1　Modified Ashworth Scale（MAS）

0	筋緊張に増加なし。
1	軽度筋緊張亢進がある。屈曲、伸展の最終域でわずかな引っかかりや抵抗がある。
1+	軽度筋緊張亢進がある。可動域の1/2以下の範囲で引っかかりや抵抗がある。
2	よりはっきりとした筋緊張を全可動域で見られる。容易に動かすことはできる。
3	かなりの筋緊張がある。他動運動は困難。
4	患部は硬直し、屈曲伸展は困難。

　また、深部感覚障害による失調を評価する方法としては、体幹失調評価では開眼立位から閉眼し、ふらつき具合を評価するRomberg試験がある。また、手指や足趾の運動覚を評価する方法として、閉眼で手指、足趾を上下に動かして、どちらに動いたかを判断させる方法などがある。

図2　血圧と脳血流の関係

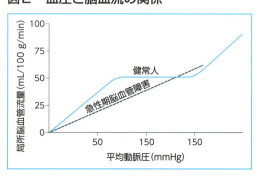

（2）運動療法でのリスク

　前述のとおり循環器系のリスクに気をつける必要性がある。特に血圧の変化に関しては、脳循環の調節能が低下しており（図2）、血圧が

変動したときの脳血流量の変動が大きい。そのため、血圧が急激に低下したときには、脳梗塞の再発リスクが上がるため、血圧の変化や神経症状の変化に留意しながら、運動療法を進めていく。運動時の血圧上昇について動的運動時は、健常者と比較して交感神経の反応が小さく、血圧上昇も小さくなる[5]。その点では、再出血のリスクは小さいといえる。

（3）運動方法

運動方法としては、前述の運動能力の評価で挙げた自転車エルゴメーター、トレッドミル、そして、実際の歩行訓練、筋力増強訓練を行っていく。いずれにしろ、不動による筋力低下、全身持久力低下、関節拘縮、深部静脈血栓症予防のためにも発症早期よりリスクに注意しながら、運動療法を行っていくことが重要である。特に超急性期（発症24時間）では、立位、座位などの離床訓練から積極的に開始していくことが必要である。

歩行訓練では、片麻痺のため歩行困難な場合も少ない。その場合は、装具を用いて歩行訓練を行っていく。また、内反尖足には機能的電気刺激を用いる。歩行周期に合わせて電気刺激することにより、足関節の背屈が補助され、振り出し時の足先の引っかかりを防止する。近年、歩行補助ロボット使用した歩行訓練を用いられることがある。

歩行に必要な筋の筋力増強も行っていく。装具で補助する筋は特に歩行で必要であり、重点的に筋力増強する必要がある。長下肢装具では、主に大腿四頭筋、短下肢装具では、前脛骨筋を補助する。また、立位歩行には、左右のふらつき防止のために股関節外転筋である中臀筋を、また起立や階段昇降に重要な股関節伸展筋である大臀筋強化も重要である。筋力トレーニング方法としては、静的運動は血圧の急激な上昇が見られるため、等張性運動での筋力増強が脳血管障害患者には適している。

脳血管障害患者の運動強度は、運動負荷強度、回数や頻度は評価結果に応じて行う点では、健常者の運動強度と変わりはない。

（4）装具療法

装具とは、四肢・体幹の機能障害を軽減する目的に装着する補助器具をいい、脳血管障害で片麻痺のある患者では、主に歩行を補助するために下肢の装具を用いる。

運動方法として、歩行、走行を用いられることは多い。厚生労働省の調査でも健常者、障がい者ともよく行われているスポーツの上位に散歩、ウォーキングが入っている。しかし、片麻痺がある脳血管障害の患者は、歩行障害のあることが少なくない。そこで、その障害されている部位を補うために装具を用いることが多い。片麻痺患者では、内反尖足（写真2左）となり、麻痺側を振り出す際に足先が引っかかることが頻

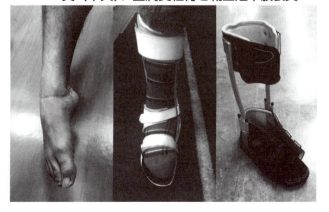

写真2　内反尖足（左）、プラスチック型短下肢装具（中央）、金属支柱付き靴型短下肢装具

繁に見られる。その際に用いられるのが短下肢装具であり、プラスチック型（写真2中央）と痙縮が強く立位で内反尖足が強くなる際に用いる両側金属支柱付き靴型（写真2右）装具の2種類がある。さらに、振り出しを容易にするための非麻痺側の補高、痙縮による内反尖足予防のためのストラップや膝折れ防止のために足関節固定を行うことがある。脳血管障害の中には、麻痺のため膝の伸展筋である大腿四頭筋が弱く、膝折れを予防するため、膝を過伸展位に固定し、安定を図る患者もよく見られる。これらの肢位での歩行は、膝痛を誘発するため、短下肢装具の足関節を背屈位で固定する必要がある。

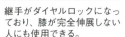

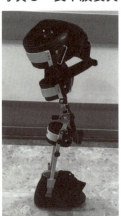 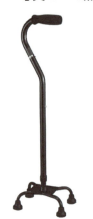

継手がダイヤルロックになっており、膝が完全伸展しない人にも使用できる。

　また、大腿四頭筋が弱く、膝折れが著明で短下肢装具では制御できない場合では長下肢装具を用いる（写真3）。この装具で膝関節を固定することによって、麻痺側の支持性が向上し、歩行が可能となる。膝の屈曲拘縮（膝が伸びきらない）のある人や大腿四頭筋筋力が向上してきて、膝の支持性が上がってきている人には、膝の関節部を工夫することにより能力を最大限発揮するように設定が可能である。また、歩行時は、T字杖、4点杖（写真4）や歩行器を用いることで歩行が可能となる。

（5）痙縮治療

　前述のとおり、痙縮は運動を障害する因子となり、運動療法を行ううえにおいて、対策が必要となる。痙縮は、上位運動ニューロン症候群の1つの症状であり、速度依存性に増加する特徴がある。

　薬物治療としてボツリヌス療法が用いられる。これは、ボツリヌス毒素を標的筋に注射し、神経筋接合部で神経終末に取り込まれることによって、アセチルコリンの放出を阻害し、標的筋を弛緩させる。その効果は、投与後1～2日後から出現し、2週間で最高となり、通常3～4か月で消失する。標的筋を確実に治療するために、原因筋を診断し、エコーを用いる場合や筋を電気刺激し、抑制する標的筋の動きを確認してから投与すると効果的である。また、ボツリヌス療法後の運動療法は重要な役割を担い、注射の効果の高い時期を中心に積極的に運動を行うことによって、再投与の期間の延長（約3か月後にすることが一般的）や再投与不要になるケースを経験する。

　物理療法として、経頭蓋磁気刺激を用いる。これは、頭部表面に設置したコイルから電磁波を焦点を絞って照射し、遠隔電場を生じさせ、目的の神経細胞を刺激する技術である。痙縮の原因として、脳血管障害発症前からあった半球間抑制が、発症により不均衡とな

図3　経頭蓋磁気刺激

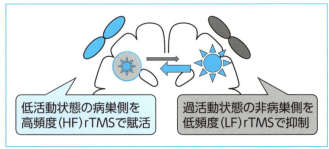

（出典）参考文献1）より引用

り、健側の半球間抑制が過活動になることで起こると言われている。そのため、この経頭蓋磁気刺激を繰り返し行うことによって、病巣側の半球間抑制を賦活化するまたは、患側を刺激して、半球間抑制を抑制することにより痙縮を改善させる（図3）。この応用として、非麻痺側を疲労困憊まで運動させると麻痺側の痙縮は改善し、経頭蓋磁気刺激と同等の効果が得られる。

（6）新しい運動療法

〈ロボットを利用した運動〉

　ロボットは、関節角度や表面筋電の情報センサーからの入力（センシング）をプログラムで処理、制御し、モーターとしてその結果を駆動として出力し、関節運動を支援する。上肢機能改善目的で視覚フィードバックを利用するロボットや歩行運動を介助するロボットがある。歩行補助のロボットは、足底荷重量、関節角度、下肢の位置、速度などをセンシングし、膝関節の屈曲、伸展をサポートする。まだ高価であり、一般的ではないが、安全に運動を行うことができ、今後利用が増える可能性がある。

食事療法

　運動療法を進めるにあたって、再発予防は重要である。運動では、健常者と同様、体温上昇が起こり、発汗などの体温調節機構が機能する。脱水は、血液の粘度が上昇し、脳梗塞再発のリスクが上昇する。そのため、水分摂取はこまめに行うことが重要である。

　再発予防として、血圧管理、肥満の改善、予防も重要である。脳血管障害によって運動量が減少し、エネルギー摂取量が過剰となると体脂肪の増加や脂質異常症につながり、動脈硬化、血圧上昇につながる。体組成の変化や活動量などに注意しながら、必要エネルギー量を決定していく必要性がある。

　一方で、筋量の増加は必要となる。運動療法を行っても、エネルギー不足で筋量増加が見られない状況は回避する必要がある。そのため、必要エネルギー量に加えて、筋力増強のためのたんぱく補給が必須となる。高齢者は、たんぱく質の吸収量の低下があり、1.2～1.5ｇ/kg体重と言われており、脳血管障害患者もこれに準ずる。特に分岐鎖アミノ酸（バリン、ロイシン、イソロイシン）などのアミノ酸を運動療法の直後に摂取すると健常者と同様効果的である。

　また、一方で低栄養の脳血管患者も多数見られ、管理が重要である。食欲不振や嚥下障害があると必要なエネルギー量が確保できず、筋量減少、るい痩の進行が見られる。嚥下障害で食物摂取ができないときは、十分なエネルギー量が経口で摂取できるようになるまで、一時的に経鼻や胃瘻などから経管でエネルギーを補給し、運動を継続することが必要である。

〔参考文献〕
1）公益財団法人日本リハビリテーション医学会監修：リハビリテーション医学・医療コアテキスト，医学書院，2018．
2）公益財団法人日本リハビリテーション医学会／障害者の体力評価ガイドライン策定委員会編：障害者の体力評価ガイドライン（脳血管障害・脊髄損傷），金原出版株式会社，2013．
3）米本恭三監修：最新リハビリテーション医学，医歯薬出版株式会社，2005．
4）美津島隆，伊藤倫之，田島文博：在宅脳卒中患者の外来治療：自律神経異常，Monthly book medical rehabilitation 46:48-52, 2004.
5）Nakamura T, Mizushima T, Yamamoto M, Kawazu T, Umezu Y, Tajima F. Muscle sympathetic nerve activity during isometric exercise in patients with cerebrovascular accidents. Arch Phys Med Rehabil, 86(3):436-441, 2005 Mar.

第5章

呼吸器系疾患

慢性閉塞性肺疾患

喘息（含 COPD）

慢性閉塞性肺疾患
(Chronic Obstructive Pulmonary Disease：COPD)

POINT

- COPDは、「タバコ煙を主とする有害物質を長期に吸入曝露することなどにより生じる肺疾患で、労作時呼吸困難の原因となる基本的病態は、気流閉塞と動的肺過膨脹」である。
- COPD患者の骨格筋は筋量・筋力・筋持久力の低下、易疲労性などの機能異常を示す。好気的代謝能力の低化によって動作時の乳酸産成が亢進し、同じ運動量における換気量が増大する。
- 呼吸リハビリテーションは運動療法をプログラムのコアとして、コンディショニング（呼吸練習、排痰法、リラクセーション等）、ADL指導を組み合わせて実践される。
- 運動療法には、歩行を中心とした全身持久力トレーニング、四肢・体幹のレジスタンストレーニング、上肢トレーニング、呼吸筋トレーニングが含まれる。
- 運動療法の効果は大きく、COPD患者においては6分間歩行距離で約50 mの改善が期待される。

病態生理、定義、判定、原因、病態など

　日本呼吸器学会作成の『COPD（慢性閉塞性肺疾患）診断と治療のためのガイドライン2018［第5版］』によるCOPDの定義は、「タバコ煙を主とする有害物質を長期に吸入曝露することなどにより生じる肺疾患であり、呼吸機能検査で気流閉塞を示す。気流閉塞は末梢気道病変と気腫性病変がさまざまな割合で複合的に関与し起こる。臨床的には徐々に進行する労作時の呼吸困難や慢性の咳・痰を示すが、これらの症状に乏しいこともある。」とされている[1]。

（1）病態生理

　労作時呼吸困難の原因となる基本的病態は、気流閉塞と動的肺過膨脹である。末梢気道病変と気腫性病変の両者が気流閉塞の原因となる。末梢気道病変には末梢気道の炎症性狭窄と、粘液の過分泌があり気流閉塞の原因となる。気腫性病変は肺の弾性収縮力（lung elastic recoil）

を低下させて気流閉塞や呼気時のair trappingを引き起こす。労作時、air trapping（動的肺過膨脹）は、呼気終末肺気量（end expiratory lung volume：EELV）を増加させ、吸気予備量（IRV）が減少し一回換気量（V_T）の増加を制限する。それらは浅くて速い呼吸を特徴とする労作時呼吸困難や運動に必要な分時換気量が維持できなくなり、運動耐容能の低下の原因となる[1]。

肺胞構造の破壊と気道狭窄による換気不均等と、肺毛細血管床の減少の結果、換気血流比（$\dot{V}_A/\dot{Q}$）の不均等分布が発生し、低酸素血症が出現する。換気障害が進行すると、肺胞低換気による動脈血二酸化炭素分圧$PaCO_2$の上昇をきたし、高二酸化炭素血症が顕在化する。

診断：1．気管支拡張薬吸入後のスパイロメトリーで一秒率（FEV_1/FVC）が70％未満であること

2．長期の喫煙歴などの曝露因子があること

3．喘息、びまん性汎細気管支炎など他の気流閉塞をきたしうる疾患を除外すること[1]

COPD患者の骨格筋は筋量・筋力・筋持久力の低下、易疲労性などの機能異常を示す。組織

図1　COPD患者で報告されている四肢筋の形態学的・構造的変化

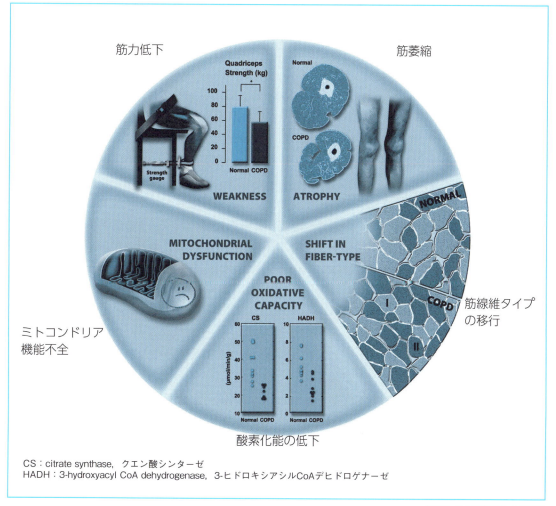

CS：citrate synthase，クエン酸シンターゼ
HADH：3-hydroxyacyl CoA dehydrogenase，3-ヒドロキシアシルCoAデヒドロゲナーゼ

（出典）参考文献7）より引用

学的には筋線維の萎縮、typeⅠ線維の減少と相対的な typeⅡ線維の比率の増大、毛細血管密度の減少、ミトコンドリア濃度と酵素活性の減少が見られ、これらは骨格筋の好気的代謝能力の低化につながっている。このような機能異常は身体活動量の低下による廃用、炎症性サイトカイン、酸化ストレス、低酸素・高炭酸ガス血症、たんぱく質同化ホルモンレベルの低下、栄養障害、ステロイドホルモンの使用など多数の因子が関与すると考えられている[7]。好気的代謝能力の低化によって動作時の乳酸産成が亢進し、同じ運動量における換気量が増大する。

（2）肺高血圧

　肺高血圧症患者は、運動によって心拍出量が増加し、それに伴って急激に肺動脈圧が上昇する。その結果、右心負荷が増加し、心拍出量の増加が制限される。呼吸障害に加えて、肺循環障害が加わることで、息切れや低酸素血症、さらには右心不全増悪のリスクを伴う[8]。著明な運動時低酸素血症を認める場合には、肺高血圧症の合併頻度が高くなる。

臨床的な考慮事項・運動指導（×処方）に関する考え方

（1）運動の種目、強度、時間、頻度や留意点

　呼吸リハビリテーションは運動療法をプログラムのコアとして、コンディショニング、ADLトレーニングを組み合わせて実践される。軽症・中等症のCOPDでは、運動療法の割合が高くなり、逆に重症例ほど、コンディショニングとADLトレーニングに重点が置かれる。
　コンディショニングは患者の低下した呼吸や身体の状態を整え、運動療法を効率的に行うために実践される。呼吸練習（口すぼめ呼吸、動作時の呼吸法、横隔膜呼吸、パニック時の呼吸法）、リラクセーション、胸郭柔軟性のトレーニング、呼吸筋ストレッチ体操、排痰法の習得等がある。
　ADLトレーニングでは、ADL・IADL場面で、息切れ（呼吸困難）や低酸素血症をきたしやすい活動について、動作パターン、姿勢や呼吸法、動作速度の調整による対処法の習得、道具の利用や環境調整についてセルフマネジメント行動を促す。家庭における役割や趣味活動の創出を通して活動的な生活や健康関連QoL（health related quality of life：HRQoL）の向上を目指す。

（2）運動療法

　運動療法には、全身持久力トレーニング、四肢・体幹のレジスタンストレーニング、上肢トレーニング、呼吸筋トレーニングが含まれる。
　運動療法の処方に際しては、FITT（frequency（日内、週における頻度）、intensity（運動の強度）、time（実践する時間）、type（運動の種類））を明らかにして患者に指導する。

1）全身持久力トレーニング

　運動耐容能の改善を目的とする全身持久力トレーニングでは、ウォーキングが実践しやすく多くの患者に適している。運動強度の管理に固定式自転車やトレッドミルなどのエルゴメトリが利用されることもある。

図2 維持期（生活期）における開始時のプログラム構成

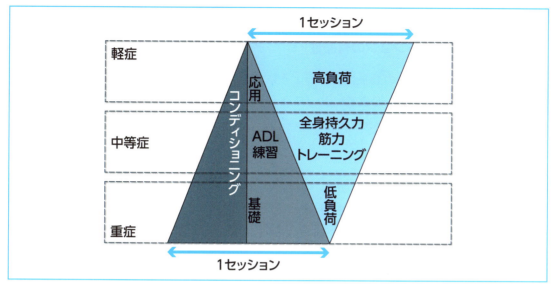

（出典）参考文献2）より引用

　全身持久力トレーニングは週3～5回行うことが望ましい。運動強度には最大運動強度に対して60～80％の高強度、40％程度の低強度運動療法があり、強度が高いほど生理学的な改善効果は大きいが、低強度でも呼吸困難の軽減、運動耐容能、健康関連QoL改善に対する有効性が報告されている。運動の持続時間は15～30分で、重症の場合にはインターバルトレーニングも有用である。

2）筋力（レジスタンス）トレーニング

　2013年のAmerican Thoracic SocietyとEuropean Thoracic Societyの共同ステートメントの中で、筋力（レジスタンス）トレーニングの内容として、週2～3回12週間の漸増抵抗トレーニング、8～12回、2～4セット、強度は30～90％1RMが紹介されている。2015年のLepsenらによるメタアナリシスでは、全身持久力トレーニングに筋力（レジスタンス）トレーニングの組み合わせは、持久力トレーニング単独に比べ、HRQoL、歩行距離、運動耐容能の改善効果は同等であるが、下肢の筋力をより増加することを示し、プログラムに組み入れることを推奨している。

　上肢の非支持トレーニング（UUEE）に関するPanらの2012年のメタアナリシスでは、UUEEはADLにおける息切れと上肢の疲労を軽減する効果を示したが、その程度はBorgスケール1段階以下であった。

　呼吸筋トレーニングには、呼吸筋筋力トレーニングと呼吸筋持続トレーニングがある。筋力トレーニングでは、thresholdの考え方が導入され、30％～50－80Pimaxの負荷強度で実践される。持続トレーニングは、15～20分間の正炭酸ガス血症過換気法で吸気抵抗は負荷されない。呼吸筋トレーニングに関するGosselinkらによる2011年のメタアナリシスでは、呼吸筋トレーニングを通常のプログラムに追加することで、吸気圧Pimaxは13cmH$_2$O、6MDは32m、12MDは85m、QoLは3.8単位、息切れはBorgスケールで－0.9、それぞれの改善効果を明らかにした。呼吸筋トレーニングの運動耐容能の改善はPimaxが60cmH$_2$O以下の患者には有効で、

呼吸筋の持続トレーニングでは、息切れ感、Pimax、運動耐容能の改善は見られないことを示した。

（3）呼吸リハビリテーションの有益性

呼吸リハビリテーションの効果は表1のように要約され、COPDで最も検証されている。運動療法の効果は大きく、COPD患者においては6分間歩行距離で約50 mの改善が期待される。身体活動量の低下は、ADLやQoLの低下のみでなく、生命予後にも大きく関与することが明らかにされており、呼吸リハビリテーションにより身体活動量を増加させようとする取り組みが多く行われている。

表1　呼吸リハビリテーションの有益性

● 呼吸困難の軽減	● 下肢疲労感の軽減
● 運動耐容能の改善	● 四肢筋力と筋持久力の改善
● 健康関連QoLの改善	● ADLの向上
● 不安・抑うつの改善	● 長時間作用性気管支拡張薬の効果を向上
● 入院回数および期間の減少	● 身体活動レベル向上の可能性
● 予約外受診の減少	● 協働的セルフマネジメントの向上
● 増悪による入院後の回復を促進	● 自己効力感の向上と知識の習得
● 増悪からの回復後の生存率を改善	

これらの効果はCOPDに関するものであり、非COPDでは疾患によりその効果は異なる

（出典）参考文献2）より引用

（4）COPDの併存症と肺合併症

COPDでは喫煙と加齢に関連した多くの併存症を認める。併存症には、栄養障害、骨格筋機能障害、心血管系疾患、骨粗鬆症、不安・抑うつなどの精神疾患などがある。呼吸リハビリテーションの実践に際して、肺高血圧症や心血管系疾患の評価はリスク管理として重要となる。

食事指導の有益性と限界

（1）食事指導、栄養補給療法

慢性呼吸器疾患において、体重減少は高頻度に認められる現象であり、COPDでは体重減少は気流閉塞とは独立した予後因子である。さらに、栄養障害は呼吸機能、呼吸筋力、運動耐容能、QoL、入院リスクなどとも密接に関連しており、呼吸リハビリテーションにおいて栄養療法は重要な構成要素となる。COPD患者の栄養障害に対しては、高エネルギー、高たんぱく食の指導が基本である。その他、リン、カリウム、カルシウム、マグネシウムは呼吸筋の機能維持に必要とされ、ビタミンDの摂取も重要視されている。近年のメタアナリシスでは、栄養補

給による体重、除脂肪体重、運動耐容能、握力などの改善が報告されている[9]。

〔参考文献〕
1) 日本呼吸器学会COPDガイドライン第5版作成委員会：COPD（慢性閉塞性肺疾患）診断と治療のためのガイドライン2018［第5版］，メディカルレビュー社，2018．
2) 植木純，神津玲，大平徹郎他：呼吸器リハビリテーションに関するステートメント，日本呼吸ケア・リハビリテーション学会誌，95-114, 2018.05．
3) Travis WD et al. An official American Thoracic Society/European Respiratory Society statement: Update of the international multidisciplinary classification of the idiopathic interstitial pneumonias. Am J Respir Crit Care Med, 2013.
4) Iepsen UW, Jørgensen KJ, Ringbæk T, Hansen H, Skrubbeltrang C, Lange P：Chron A combination of resistance and endurance training increases leg muscle strength in COPD: An evidence-based recommendation based on systematic review with meta-analyses. Respir Dis, 12(2):132-145, 2015.
5) Pan L1, Guo YZ, Yan JH, Zhang WX, Sun J, Li BW, Does upper extremity exercise improve dyspnea in patients with COPD? A meta-analysis. Respir Med. 2012 106(11):1517-1525, 2012.
6) Gosselink R, De Vos J, van den Heuvel SP, Segers J, Decramer M, Kwakkel G：Impact of inspiratory muscle training in patients with COPD: what is the evidence? Eur Respir J, 37(2):416-425, 2011.
7) Maltais F, Decramer M, Cacsaburi R, et al：An official American Thoracic Society/European Respiratory Society Statement：Update on limb muscle dysfunction inchronic obstructive pulmonary disease.AmJ Respir CritCare Med189: e15-62, 2014.
8) 稲垣武，寺田二郎，川田奈緒子，浅野由美，田邉信宏，村田淳，巽浩一郎：COPDの非薬物療法 呼吸リハビリテーション，日本臨床生理学会雑誌，46(3)：127-132, 2016.
9) Ferreira IM, Brooks D, White J, Goldstein R：Nutritional supplementation for stable chronic obstructive pulmonary disease. Cochrane Database Syst Rev, 2012.

喘息（含COPD）

POINT

- 喘息とは「発作性に喘鳴を伴う呼吸困難を繰り返す疾患」である。喘息における急性増悪（発作）時には呼気時の喘鳴があり、重症の場合は吸気時にも喘鳴を聴取することができる。
- 運動誘発性喘息（exercise induced asthma：EIA）は、運動することによる換気亢進が気道の水分を失わせることになり、外気温が冷たいことが刺激となって喘鳴や呼吸困難を生じさせる。
- 喘息の発作を恐れることで運動から遠ざかるのではなく、運動経験は身体的のみならず情緒や認知機能の発育発達にとっても好ましいので、薬でコントロールしながら多くの種目を行うことを推奨する。
- 運動誘発性気道攣縮（exercise induced bronchoconstriction：EIB）を生じさせない運動強度を見極めるため、負荷強度が高くない運動から始めて、強度の上げ下げが調節できること、負荷の間に休息や低強度の運動を入れてバリエーションを広げた運動方法を推奨する。
- COPDは主に喫煙に由来することが多く、気管支に炎症が生じて内径が狭くなり、呼吸困難感を伴う換気異常を示す疾患で、固定的な症状となる点が喘息と異なる。

定義、病態

『喘息予防・管理ガイドライン2015（JGL2015）』[1]『小児気管支喘息治療・管理ガイドライン2017（JPGL2017）』[2] によると、喘息とは「発作性に喘鳴を伴う呼吸困難を繰り返す疾患」である。気道の狭窄は変動性をもち、症状を繰り返す疾患であり、気道の狭窄は、平滑筋の収縮、粘膜の腫脹、分泌物の増加によると考えられている。原因は、気道の過敏性により引き起こされ、2017年11月に改訂された『JPGL2017』では、咳嗽（がいそう）、喘鳴、呼吸困難などの喘息症状をこれまでは「急性発作」としていたものから、一時的な急性悪化ととらえて「急性増悪（発作）」に用語を改めた。

図1に示されるように、喘息の患者数は15歳未満が多く、小児では男性が、それ以降は女性が多い傾向を示している。成人と小児を同一視できないとする見解もあるが、分類の方法で患

図1　喘息の年齢別・性別患者数の割合（2014年）[3]

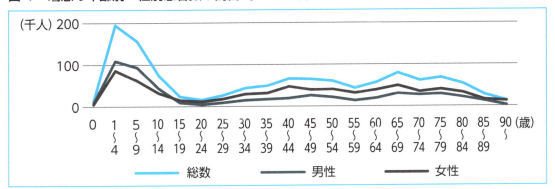

者の割合はアトピー型（特異的なIgE抗体が存在する）が多く、非アトピー型（IgE抗体が存在しない）は少ないと言われている。成人の場合は、合併症として慢性閉塞性肺疾患（chronic obstructive pulmonary disease：COPD）が認められるが、特に死亡に結びつく例として高齢者が多く、喘息とCOPDのオーバーラップ（asthma-COPD overlap：ACO）または オーバーラップ症候群（asthma-COPD overlap syndrome：ACOS）が注目されている。COPDは主に喫煙に由来する有害物質（大気汚染物質なども含まれる）により、気管支に炎症が生じて内径が狭くなり、呼吸困難感を伴う換気異常を示す疾患である。喘息は変動性を伴うが、COPDは固定的な症状となる点が異なる。喘息の発作時とCOPDは、気道の流れが悪くなり、呼吸困難感を伴うという点では共通している。

（1）病態

　喘息における急性増悪（発作）時には呼気時の喘鳴があり、聴診により容易に診断される。重症の場合は吸気時にも喘鳴を聴取することができ、聴診器を使用しなくても、耳を背中などに当てるだけで聴取することもできる。「発作」の重症度や頻度により、「軽症間欠型」「軽症持続型」「中等症持続型」「重症持続型」と4段階に分類される。
　一方、『JPGL2017』では、治療前の臨床症状に基づく重症度分類は、「間欠型」「軽症持続型」「中等症持続型」「重症持続型」「最重症持続型」と5段階に分類しているが、治療ステップを考慮した重症度の判断では、『JGL2015』と同じく4段階となる。『JPGL2017』と『JGL2015』の重症度を比較すると、小児の軽症持続型は成人の軽症間欠型に相当している。2015年に作成された『JGL2015』では、薬剤の開発により吸入ステロイド薬が奏効する薬の多寡（低、低～中、中～高、高用量）によって治療ステップを4段階に区分している。治療ステップを考慮した重症度の判断は、『JPGL2017』においても4段階にしている。病態の診断にスパイロメーターを用いた$FEV_{1.0}$（forced expiratory volume in 1 second：努力性呼気の開始から1秒間の呼気量）や1秒率（FEV 1％：$FEV_{1.0}$の努力性呼気量に対する割合）、フローボリューム曲線にて最大呼気流量（PEF：peak expiratory flow）や最大呼気流量率（PEFR：peak expiratory flow rate）、$\dot{V}50$（50％肺気量位での呼気流量）、$\dot{V}25$（25％肺気量位での呼気流量」）などが利用される。喘息日誌やピークフローメーターによる呼吸機能測定は日常生活で有効である。また、血液検査からの血清総IgE値、好酸球数、特異的IgE抗体などが評価のために用いられる。呼気一酸化窒素（fractional exhaled nitric oxide：FeNO）の濃度も活用されているが、測定時の呼気流量の

調整が必要である。他の疾患においてもFeNOが変化することや、病態や薬剤の効果・コントロール状況の診断に必ずしも高い評価が得られるわけでもないという報告[4]も出されている。

小児気管支喘息については、長期管理が良好であれば、日常生活への影響は回避できると考えられるが、アトピー型の小児気管支喘息患者の寛解率は低く（20～25％以下）、小児期から思春期以降へもち越して成人のCOPDの危険因子とも考えられている。[2]

喘息患者の死亡には気道感染、過労、ストレスが三大要因と言われる。発作の起こった場所は、自宅が圧倒的に多く、死亡前の喘息は重症とは限らないとの報告[5]もある。

運動誘発性喘息（exercise induced asthma：EIA）について、運動することによる換気亢進が、気道の水分を失わせることになり、外気温が冷たいことが刺激となって喘鳴や呼吸困難が生じることがあり、EIAと呼ばれる。

臨床的な考慮事項　運動療法に関する考え方

（1）運動の種目

喘息の発作を恐れることで、運動から遠ざかり、体育の授業を見学させることが少なくなかったが、運動経験がないことは身体的のみならず情緒や認知機能の発育発達にとって好ましくないので、薬でコントロールしながら多くの種目を行うことを推奨したい。特に喘息児に対しては、水泳が推奨されることが多く、行政や医療機関によって九州、大阪、東京、横浜など全国で水泳教室が開設されている。水泳が多く利用される要因は、運動環境として室内プールであれば四季を通じて湿度が高く一定の気温の維持が可能であるということと、水中であれば胸郭に水圧がかかり呼息が容易になることも水泳の好ましい条件である。近年の薬による症状のコントロールがよくなり、他のスポーツ種目を行う環境を選ぶと多くのスポーツ種目も可能となっている。

運動による換気亢進が進むときに、気道に対する刺激が大きければ症状の誘因になることは推測できるので、ほこりや大気汚染物質（たばこの煙や車の排気ガス、PM2.5など）の影響を考慮することにより、ウォーキング、サイクリング、キャンプなどの屋外種目も行うことができる。屋内種目は、マットなどの用具からのほこりやかびなどに注意すれば参加できるが、急激な運動強度の変化を伴う球技などは、集団で行うとき各自の運動負荷強度がコントロールしにくくなるので注意が必要である。

呼吸筋のストレッチ（respiratory muscle stretch gymnastics：RMSG）は、COPD患者にとっても効果があることが報告[6]されている。運動前中後の水分摂取や運動中の水分放出を保護するためのマスクの着用などにより、運動誘発性気道攣縮（exercise induced bronchoconstriction：EIB）の予防となる。運動中に呼吸困難や喘鳴が生じた場合には、運動を中止して、飲水や腹式呼吸をさせることが症状の緩和に有用である。

（2）運動の強度

・EIBを生じさせない運動強度を見極めることが必要となる。
・準備運動を十分に行い、強度を徐々に高めることが大切である。

（3）運動の時間

- 運動負荷試験の場合も5〜6分間のランニングや自転車エルゴメータ運動であることを考えれば、運動習慣があまりない患者が始めるのであれば、1回の時間は短いところから始める。
- 負荷強度が高くない運動から始めて、強度の上げ下げが調節できること、負荷の間に休息や低強度の運動を入れたインターバル方式を取り入れてみる。
- 運動時間が短い場合、かつ体調が良好な状態を継続できるなら、強度を徐々に高めに設定していく。

（4）運動の頻度

- これまでの水泳などの報告例からは、週に1回の運動でもQoLの向上が認められることもあるので、頻度を増やすことだけを目標とせず、動きや種目の多様性を広げることも推奨される。

（5）運動時の留意点

- 水泳や水中運動の場合、プール水の残留塩素が刺激となることも考えられるので、プール水の残留塩素濃度が適切であるかも注意すべき点である。
- 運動中の交感神経優位な状態から、運動後に興奮状態を残さないために、運動終盤で強度を徐々に緩めて、最後に静的なストレッチ運動を行うことも重要である。
- 運動後の遅発症状をも観察する必要がある。学校やスポーツクラブで運動を行って、自宅に帰ってからや就寝したあとに発作性の呼吸困難などが生じないかを観察する必要もある。運動後にPEFが低下するようであれば、薬剤の吸入など対処して、夜間の発作に備える。

食事に関する注意事項

小児期には食物アレルギーが原因で喘息発作を起こす可能性もある。アレルゲンと考えられるものが特定されていれば、その食品を除去した食事療法として発症の予防効果がある。加工食品にはアレルゲン表示が義務づけられているので、注意して利用しなければならない。また、食品添加物の中には亜硫酸塩などが含まれていて呼吸困難を引き起こす可能性もあるので、注意する必要がある。

抗喘息薬の留意点：平常時、運動時など

喘息の治療薬としては、長期管理と発作時の治療が考えられる。長期管理薬としては、吸入ステロイド薬/吸入長時間作用性β2刺激薬配合剤（ICS/LABA）、ロイコトリエン受容体拮抗薬（LTRA）、テオフェリン徐放製剤、長時間作用性抗コリン薬（LAMA：チオトロピウム臭化物水和物）、抗IgE抗体、抗IL-5薬などの生物製剤、そのほかクロモグリク酸や第2世代抗ヒスタミン薬の一部などがある。発作時に用いられるのは短時間作用性β2刺激薬（SABA）がある。病態が気道炎症なので吸入ステロイド薬が直接気道壁に到達することから長期管理の中心となる。このほかに経口摂取や貼付薬、さらに、漢方薬もある。

実践例

(1) 小児気管支喘息患者を対象とした水泳教室[7]

　軽症持続型の小学生11名が年間計20回、週1回・1時間の水泳教室を3年間継続し、％PEF（標準値に対する割合）と％FVC（標準値に対する割合）に上昇傾向が見られた。発育に合わせて性別・身長に対応した標準値で評価した結果である。％FVC（図2）は水泳教室期間中に上昇し、その後のオフシーズン中には変化しない傾向が見られた。運動を継続することが喘息の治療に有用であることが示唆された。各練習日には、水泳前にピークフロー測定や医師の診察を行い、その後1時間程度水泳を行った。中間で約10分間水から上がり、腹式呼吸の練習を行った。水泳後にもピークフロー測定と、必要に応じて医師の診察が行われた。また、毎年初回と最終回に行っている説明会・報告会の際に、スパイロメーターによる呼吸機能検査も行った。水泳教室の目的は、水と親しみ、幅広い水泳の技能を身につけることを第1の目的とし、速さより長時間の継続泳をめざした。

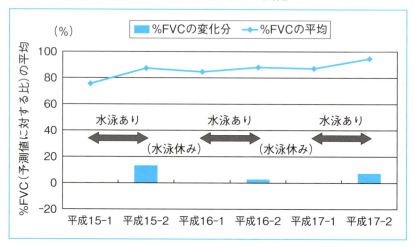

図2　3年間の水泳教室における％FVCの変化

(2) 成人気管支喘息患者を対象とした呼吸筋ストレッチ体操の効果[8,9]

　通年慢性型男性10名（平均年齢60.4歳）、8週間にわたり呼吸筋のストレッチ体操を指導した。朝、測定する平均PEF値が19.4 L/min上昇した。

〔参考文献〕
1) 一般社団法人日本アレルギー学会：喘息予防・管理ガイドライン2015，協和企画，2015.
2) 一般社団法人日本小児アレルギー学会：小児気管支喘息治療・管理ガイドライン2017，協和企画，2017.
3) 平成26年厚生労働省患者調査　https://www.mhlw.go.jp/toukei/saikin/hw/kanja/14/
4) 西田光宏：喘息診療における呼気NOの解釈　あなたは誤解していませんか？　日本小児アレルギー学会誌，31(4)：520, 2017.
5) 望月博之：小児喘息とCOPD．日本小児アレルギー学会誌，32(3)：451, 2018.
6) 田中一正，本間生夫他：成人気管支喘息患者を対象とした呼吸筋ストレッチ体操の効果．The Japanese Society of Allergology, 45, 1026, 1996.
7) 内野俊平，原英喜，岩田力他：気管支喘息児水泳教室の効果についての検討（第2報），日本小児アレルギー学会誌，20(4)：410, 2006.
8) Minoguchi H, Shibuya M, Miyagawa T et al: Cross-over comparison between respiratory muscle stretch gymnastics and inspiratory muscle training. Internal Medicine 41(10): 805-812, 2002.
9) 本間生夫企画・監修：ラッタッタ呼吸体操，安らぎ呼吸プロジェクト，2013.10.
10) 永井厚志編集：Annual Review 呼吸器2012，中外医学社，2012.
11) 成人喘息の疫学，厚生労働省．
https://www.mhlw.go.jp/new-info/kobetu/kenkou/ryumachi/dl/jouhou01-07.pdf

第6章

肝臓・腎臓疾患

肝疾患

腎臓疾患：慢性腎臓病（CKD）

肝疾患

POINT

- 非アルコール性脂肪性肝疾患（non-alcoholic fatty liver disease：NAFLD）は、メタボリック症候群の肝臓における表現型である。内臓脂肪の増加に加えて、骨格筋の減少もNAFLDの発症や肝病態の増悪に関与する。
- NAFLDのマネジメントには、肥満に対する食事療法のみならず、骨格筋の増加や維持に向けたメディカルフィットネスの実践が重要である。
- NAFLDに対するメディカルフィットネスにおいて、週250分以上の中高強度身体活動は体重減少とは独立して、体脂肪、内臓脂肪、肝脂肪蓄積を減少させ、さらに、酸化ストレス状態や炎症病態を改善する。
- NAFLDに対するメディカルフィットネスは、種類を問わず肝脂肪蓄積を改善する。また、肝の炎症・線維化の病態改善には高強度の有酸素運動が有効である。
- メディカルフィットネスのNAFLD病態改善のメカニズムの一つには、インスリン抵抗性の改善に加えて、運動が誘導する抗酸化ストレス応答の発動が重要な役割を演ずると考えられる。

　わが国では、これまで肝硬変や肝がんの原因であったウイルス性肝炎は減少している。一方、最近では、肥満人口の増加により、糖尿病と並んで非アルコール性脂肪性肝疾患（non-alcoholic fatty liver disease：NAFLD）が増加の一途にある。NAFLDの予防と治療には、食事改善および運動実践以外にコンセンサスが得られた方法はまだない。本稿ではNAFLDを対象としたメディカルフィットネスについて概説する。

NAFLDの臨床病態

　近年の人間ドック全国集計の成績では、肝機能異常を有する成人の頻度が急増しているが、この背景には内臓型肥満によるNAFLDの増加が大きくかかわっている[1]。NAFLDには肥満、糖尿病、脂質異常症、高血圧を随伴することが多く、メタボリック症候群の肝における表現型である。内臓型肥満の増加はNAFLDの病因として重要な役割を演じるとされてきたが、最近では内臓脂肪に加えて、骨格筋の減少（サルコペニア）や筋力の低下も、NAFLDの病因とし

て挙げられており[2]、肝と骨格筋の臓器連関が注目されている[3]。

　肥満者の3割は、NAFLDであると報告されている。肥満者（BMI>25）を対象に、MRI検査を施行して内臓脂肪面積、肝脂肪量、骨格筋脂肪量を測定したところ、肥満者では内臓脂肪の増大に比例して、肝および骨格筋脂肪量も増大することが明らかとなった。すなわち、肥満者では、肝臓における中性脂肪合成の亢進に加えて、内臓脂肪が分解されて遊離脂肪酸が肝や骨格筋に流入して中性脂肪の合成が盛んに行われ、異所性脂肪を形成していると推測される（図1）。肝における過剰な脂肪蓄積は、組織の構造や機能に異常をきたし、臓器障害を引き起こしている。これがNAFLDの病態である。

　われわれは内臓脂肪の増加と骨格筋の減少からなる体組成の異常が、メタボリック症候群の病態を誘導し、NAFLDの発症と進展に影響を与えることを明らかにした[4]。すなわち、骨格筋量と内臓脂肪断面積からskeletal muscle mass to visceral fat area ratio（SV ratio：g/cm^2）を算出した。SV ratio最低群では肝線維化の進行と高度な肝脂肪蓄積を示す患者の割合も高率であった。骨格筋では筋脂肪蓄積は高値であり、膝伸展筋力の低下とともに身体能力の低下が観察された[4]。さらに、臨床経過の追跡が可能であったNAFLD患者において、初回調査時にSV ratio最低群に属した患者では、再調査時における肝線維化の増悪が観察された。

　慢性肝疾患患者においては運動耐容能力の低下が観察され、このことが患者の生命予後の短縮に関連すると報告されている。また、サルコペニアがNAFLDの発症と進展（線維化）のリスクを増加させることも報告されている[2,5]。NAFLD患者のSV ratioの改善に向けて、栄養管理に加えて、骨格筋の増加や維持に向けた運動実践は日常臨床における重要な課題である。

図1　内臓脂肪型肥満と異所性脂肪症

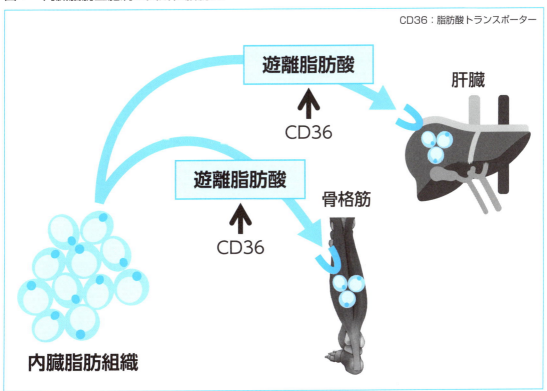

NAFLDに対するメディカルフィットネス

　NAFLDでは、メディカルフィットネスと食事療法が治療の基本となる。しかしながら、慢性肝疾患では、運動による肝血流の減少などの懸念などにより、以前より安静が強調された過去の経緯があり、メディカルフィットネスは積極的には行われてこなかった。

　一方、最近では肥満やサルコペニアが慢性肝疾患の進展を加速させることが明らかにされてきた。メディカルフィットネスは筋力や筋量の増大によりサルコペニアを予防して生活機能を向上させ、NAFLDの肝病態と生命予後の改善につながると期待されている。

　NAFLDの肝病態が身体活動や健康レベルと逆相関することが横断研究で示され、運動の肝臓に対する直接的な有益性が強く裏づけられている。NAFLDにおける肝脂肪蓄積の改善における有酸素運動やレジスタンストレーニングの有効性を評価するために、12の臨床試験についてメタ解析が行われている[6]。運動単独と対照を比較した試験について解析を行ったところ、肝脂肪に対する運動の有効性が認められた。運動介入中の平均体重変化が0.5 kg未満と報告されており、体重減量がごくわずか、またはまったくなくとも、対照と比較して、有酸素運動であってもレジスタンス運動であっても、運動介入の肝脂肪蓄積に対する効果が認められている。

　現在、NAFLDの治療としての運動を含む身体活動（physical activity：PA）に関するエビデンスは全般的に少ない。肝脂肪蓄積や線維化を軽減するために必要なPAの強度、頻度、時間と種類は何かの問題について、現在、十分に回答は得られていない。われわれはこれらの問題に対して回答を得るためにいくつかの臨床試験を実施したので、その一部を紹介する。メディカルフィットネスのプロトコルに関する詳細は各参考文献を参照にしていただきたい。

　本学主催の減量教室に参加した男性肥満者を対象に、3か月間の運動実践単独（E）と食事

図2　食事療法とメディカルフィットネスの比較

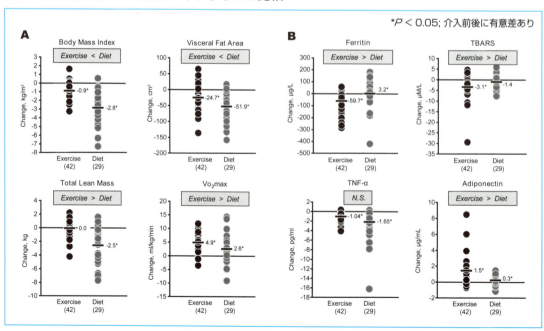

（出典）参考文献7）より筆者が一部改変

療法単独（D）の効果に関する比較検討を行った[7]（図2）。EはDに比較して、エネルギー消費量の増加、除脂肪体重の維持、VO₂maxの増加において有意性を示した。一方、Dはエネルギー摂取量の減少、体重減少、内臓脂肪面積の減少の項目において有意性を示した。肝線維化が疑われた肥満者では、血清フェリチン値の減少、adiponectin値の増加において有意性を示した。肥満者におけるEはDと比較して、体重減少や内臓脂肪量の減少といった体組成変化は小さいものの、骨格筋保持により糖代謝を改善すること、肝の炎症病態を改善することに有益性があると考えられた。

米国スポーツ医学会におけるガイドラインでは、肥満者の減量のためには、週250分以上の中高強度身体活動（MVPA）を推奨している[8]。しかしながら、NAFLDに有用なメディカルフィットネスの手法はいまだ確立されていない。そこで、NAFLD肥満者を対象に減量プログラムを提供し、NAFLDに効果的な運動を実践するためのMVPA量の検討を行った。

本学主催の3か月間の食事療法、食事・運動による減量教室に参加した男性肥満者を対象とし、ライフコーダーを用いて測定した日常の身体活動状況の記録データを利用し、MVPA量について「週150分未満を実践した群」「週150分以上250分未満を実践した群」「週250分以上を実践した群」に分類した。解析の結果、250分/週以上のMVPAの実践群は250分/週未満の実践群に比較して、体重減少とは独立して、NAFLD肥満者の体脂肪、腹部内臓脂肪、肝脂肪蓄積を減少させ、さらに、酸化ストレス状態や炎症病態を改善する効果を有していた（図3）[9]。NAFLD肥満者の病態改善効果を得るためには、適切な食事療法とともに250分/週以上のMVPAを維持できる内容の運動を行うことが有益であると考えられた。

図3　中高強度の身体活動量とNAFLD病態因子の関係

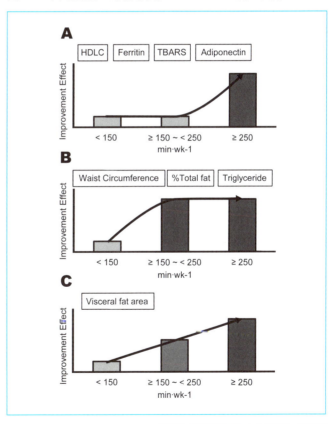

（出典）参考文献9）より筆者が一部改変

本学主催の減量教室に参加した男性肥満者をランダムに3群に分け、3か月間のレジスタンストレーニング（RT）、高強度インターバルトレーニング（HIAT）、中強度持続性トレーニング（MICT）の前向きランダム化比較試験を行った[10]。解析結果より、RT、HIAT、MICTの3群のすべてにおいて、体重および内臓脂肪の減少を伴わずに、NAFLDの肝脂肪蓄積は同等の減少が認められた。肝脂肪蓄積は運動の種類とそれらの強度に依存せずに、改善することが判明した（図4）。また、HIAT

にのみNAFLDの肝硬度の改善が認められた。HIATはNAFLDにおける肝の炎症病態を抑える方向に働くものと推測された。HIATは肝硬度が増している進行した脂肪肝に対して有用な運動プログラムであると考えられた。NAFLDにおける肝病態の改善を得るためには、規則的な運動を実践し、徐々に運動強度を増加させることが重要であると考えられた。

最近、NAFLDの病態改善に必要な有酸素運動とレジスタンス運動の運動量に関するメタ解析が行われ、有酸素運動では4.8 Mets、45 min/セッション、3セッション/週、12週間、レジスタンス運動では、大胸筋、広背筋、大殿筋、大腿四頭筋などの大きな筋肉をターゲットにして、3.5 Mets、40 min/セッション、3セッション/週、12週間のプロトコルであると報告された[11]。今後においては日本人に最適なプロトコルを検討していく必要がある。

図4 運動の種類と肝病態（脂肪蓄積，肝硬度）の関係
*P＜0.05; 介入前後に有意差あり

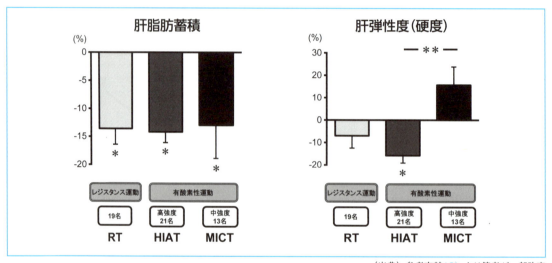

（出典）参考文献10）より筆者が一部改変

メディカルフィットネスの病態改善メカニズム

運動が導き出す生体への効果の中で、NAFLDの病態改善に寄与するものには、インスリンの感受性を高めること、筋肉量を増大させ基礎代謝を高めること、糖・脂質代謝を活性化すること、内臓脂肪を選択的に減少させることなどが挙げられる。これらの効果に加えて、われわれは運動の誘導する抗酸化ストレス作用に着目している。

NAFLDの成因には「multiple parallel hit theory」[12]が主流となっている。すなわち、脂肪組織に由来するアディポカイン、腸管由来の細菌関連分子などの炎症刺激物質を主たる要因として、炎症病態がインスリン抵抗性を発症させ、さらに、食事因子や遺伝的素因も含めた種々の因子が平行して肝に影響を及ぼし、NAFLDの病態形成に関与する。運動実践によるNAFLDの炎症病態の改善と酸化ストレスレベルの軽減は、今後の医療現場において、運動を核とする「肝臓リハビリテーション」を構築するための礎となるものである。

運動実践がその強度に比例して、ヒト白血球の酸化ストレス応答性転写因子Nrf2とその標的

分子を活性化して、抗酸化ストレス応答を発揮することが報告されている[13]。Nrf2は侵害刺激に対して生体が発動する抗酸化ストレス応答を制御する因子である[14]。われわれは、減量教室に参加した男性肥満者より末梢血白血球を採取し、白血球におけるNrf2標的分子の発現レベルを解析した。その結果、解毒代謝酵素であるNQO1および鉄分子の輸送担体であるFPN1の発現レベルは、食事・運動の併用は食事療法単独に比較して有意に高値であった。運動実践によりNrf2が活性化され、抗酸化ストレス応答や抗炎症機構の賦活化を誘導し得ると推測される。

運動の習慣化によるNAFLDの肝病態改善の分子メカニズムとして、着目すべき分子にはマイオカインがある。骨格筋では、脂肪細胞同様にサイトカインであるマイオカインを分泌することが知られている。マイオカインの一つであるIL-6は運動筋からも分泌され、脂肪分解、脂肪酸β酸化、肝におけるグリコーゲン分解などの作用を有する。さらに、炎症性サイトカインであるTNFαを減少させることでインスリン抵抗性を減弱させ、NAFLDの肝病態を改善させる。一方、筋肉を萎縮させるマイオカンであるmyostatinは運動により減少する[10]。このように運動の実践は種々のマイオカインの産生と分泌を調整させることが予想され、今後のNAFLDの予防や治療に対する新しい有用な手段となるものと推測される。

終わりに

運動はアンチメタボリックシンドロームの柱となる生活習慣である。運動の実践は最も基本的であり、継続性のある生活習慣病の予防・治療法である。運動療法の実践にあたり食事療法と併用することが望ましく、このことより、医師に加えて、栄養士、看護師、健康運動指導士などのコメディカルを加えた医療チームの構築が望ましい。

〔参考文献〕
1) 2015年人間ドックの現況 (www.ningen-dock.jp/wp/wpcontent/uploads/2013/09/2ebf31e708cb 165bd2c0b68fae972994.pdf).
2) Hong HC et al：Relationship between sarcopenia and nonalcoholic fatty liver disease: The Korean Sarcopenic Obesity Study. Hepatology, 59:1772-1778, 2014.
3) Bhanji RA, Narayanan P, Allen AM et al：Sarcopenia in hiding: The risk and consequence of understanding muscle dysfunction in nonalcoholic steatohepatitis. Hepatology, 66:2055-2205, 2017.
4) Shida T et al；Skeletal muscle mass to visceral fat area ratio is an important determinant affecting hepatic conditions of non-alcoholic fatty liver disease. J Gastroenterol, 53:535-547, 2018
5) Lee Y-H, Kim SU, Song K et al：Sarcopenia is associated with significant liver fibrosis independently of obesity and insulin resistance in nonalcoholic fatty liver disease: Nationwide surveys (KNHANES 2008-2011). Hepatology, 63: 776-786, 2016.
6) Keating SE et al：Exercise and non-alcoholic fatty liver diseasw: A systemic review and meta-analysis. J Hepatol, 57:157-166, 2012.
7) Oh S et al：Exercise reduces inflammation and oxidative stress in obesity-related liver diseases. Med Sci Sports Exerc, 45: 2214-2222, 2013.
8) U.S. Department of Health and Human Services: 2008 Physical Activity Guidelines for Americans. https://health.gov/paguidelines/pdf/paguide.pdf
9) Oh S et al：Moderate to vigorous physical activity volume is an important factor for managing non-alcoholic fatty liver disease: a retrospective study. Hepatology, 61:1205-1215, 2015.
10) Oh S et al：High-intensity aerobic exercise improves both hepatic fat content and stiffness in sedentary obese men with nonalcoholic fatty liver disease. Sci Reps, https://doi.org/10.1038/srep43029
11) Hashida R et al：Aerobic vs. resistance exercise in non-alcoholic fatty liver disease: A systematic review. J Hepatol, 66:142-152, 2017.
12) Tilg H, Moschen AR：Evolution of inflammation in non-alcoholic fatty liver disease: the multiple parallel hits hypothesis. Hepatology, 52: 1836-1846, 2010.
13) Kim Si-Y, Lee YS：Effects of exercise on redox-sensitive transcription factor Nrf2-driven expression of HO-1 and NQO1 in human peripheral blood mononuclear cells. Korean J Phys Edu, 49:419-430, 2010.
14) Itoh K, Chiba T, Takahashi S et al：An Nrf2/small Maf heterodimer mediates the induction of phase II detoxifying enzyme genes through antioxidant response elements. Biochem Biophys Res Commun, 236:313-322, 1997.

腎臓疾患：慢性腎臓病（CKD）

POINT

- 慢性腎臓病（chronic kidney disease：CKD）患者は、尿毒症物質の蓄積、アシドーシス、炎症性サイトカインなどのためフレイル・protein-energy wasting（PEW：透析患者に対する低栄養状態の呼称）をきたしやすい。
- CKD患者には運動制限ではなく、運動療法が推奨される。
- 腎臓リハビリテーション（腎臓リハ）は、運動療法、食事療法と水分管理、薬物療法、教育、精神・心理的サポートなどを行う、長期にわたる包括的なプログラムである。
- 腎臓リハの中核の一つである運動療法は、CKD患者の筋量増加、運動耐容能向上、栄養状態改善、QoL向上や生命予後改善をもたらす。
- 運動療法は、保存期CKD患者の腎機能を改善させ、保存期CKD患者の透析導入を先延ばしできる可能性が高い。

CKDの定義と頻度

CKDの具体的な診断基準は以下のごとくである[1]。

① 糸球体濾過量（glomerular filtration rate：GFR）の値にかかわらず、腎障害を示唆する所見（検尿異常、画像異常、血液異常、病理所見など）が3か月以上存在すること
② GFR 60 ml/min/1.73 ㎡未満が3か月以上持続すること

この片方または両方を満たす場合にCKDと診断される。CKD発症あるいは腎障害進行の危険因子を表1に示す[2]。

表1　CKD発症あるいは腎障害進行の危険因子

- 高血圧
- 耐糖能異常、糖尿病
- 肥満、脂質異常症、メタボリックシンドローム
- 膠原病、全身性感染症
- 尿路結石、尿路感染症、前立腺肥大
- 慢性腎臓病の家族歴・低体重出産
- 過去の健診での尿所見の異常や腎機能異常、腎の形態以上の指摘
- 常用薬（特にNSAIDs）、サプリメントなどの服用歴
- 急性腎不全の既往
- 喫煙
- 高齢
- 片腎、萎縮した小さい腎臓

（出典）文献2）より引用

第6章　肝臓・腎臓疾患

　わが国の成人人口におけるCKD患者数は約1,330万人もいると推計される。腎機能の低下が進むと、生命を維持するためには透析が必須となる。2017年末の透析人口全体33万4,505人の平均年齢は68.43歳、2017年新規導入透析患者4万959人の平均年齢は69.68歳で、年々増加している[3]。

　かつてはCKDでは安静が治療の一つと考えられてきた。CKD患者における運動は、以前はたんぱく尿や腎機能障害を悪化させるとされていた。しかし、運動によるたんぱく尿の増加は一過性（1〜2時間）で、長期的に増加することはない。運動時にGFRは一時的に低下するが、長期的には腎機能に悪影響はない。近年、CKD患者でも、一般住民と同様、運動不足が死亡率上昇に影響を及ぼすことが明らかとなり[4]、CKDの治療は「運動制限から運動療法へ」のコペルニクス的転換を果たした。

CKD患者におけるサルコペニア、フレイル、運動不足

　CKD患者におけるフレイルは、透析、入院、死亡のそれぞれ独立した危険因子である[5]。保存期CKD患者では、腎機能低下に伴って心血管疾患の発症率は加速的に高まり、末期腎不全に至るよりも心血管系の合併症で死亡する患者が多い（図1）[2]。運動耐容能の低い透析患者や運動習慣のない透析患者の生命予後は悪く、透析患者にとっての運動不足は、低栄養や左室肥大と同程度の生命予後短縮の要因となっている。CKD患者の生命予後は身体機能に関係し、歩行速度が遅く、6分間歩行距離が短く、握力の小さい患者などでは死亡率が高いことが報告されている[6]。

図1　CKDの発症と進行の概念

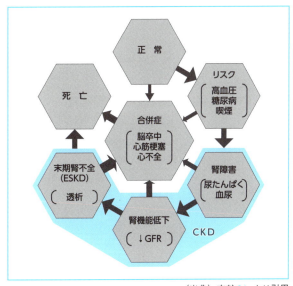

（出典）文献2）より引用

腎臓リハビリテーションの定義・内容・効果

　腎臓リハビリテーションは、腎臓疾患や透析医療に基づく身体的・精神的影響を軽減させ、症状を調整し、生命予後を改善し、心理・社会的ならびに職業的な状況を改善することを目的として、運動療法、食事療法と水分管理、薬物療法、教育、精神・心理的サポートなどを行う、長期にわたる包括的なプログラムである[7]。腎臓リハビリテーションの中核である運動療法は、透析患者に対して運動耐容能改善、PEW改善、たんぱく質異化抑制、QoL改善などをもたらすことが明らかにされている（表2）[7]。

（1）CKD透析患者に対する運動療法

　透析患者に対する運動療法の標準的なメニューは、原則として、非透析日に週3〜5回、1

回に20〜60分の歩行やエルゴメータなどの中強度あるいはBorgスケール11（楽である）〜13（ややきつい）での有酸素運動が中心となる。通常は運動施設か自宅で行う。また、運動前後のストレッチング、関節可動域維持訓練、低強度の筋力増強訓練（レジスタンストレーニング）を追加することが望ましい（表3）[8]。

最近は、透析の最中に下肢エルゴメータなどの運動療法を行う施設も増加してきた。透析中に運動療法を行う場合は、低血圧反応を避けるために、その運動は治療の前半中に試みられるべきである[8]。また、週3回の透析の際に運動療法を行うことで、透析以外の時間帯に改めて長い運動時間を設定しなくてよい。

表2　CKD透析患者における運動療法の効果

1. 最大酸素摂取量の増加
2. 左心室収縮能の亢進（安静時・運動時）
3. 心臓副交感神経系の活性化
4. 心臓交感神経過緊張の改善
5. PEW（protein-energy wasting）の改善
6. 貧血の改善
7. 睡眠の質の改善
8. 不安・うつ・QoLの改善
9. ADLの改善
10. 前腕静脈サイズの増加（特に等張性運動による）
11. 透析効率の改善
12. 死亡率の低下

（出典）文献7）より筆者が一部改変

表3　CKD患者に推奨される運動処方

	有酸素運動 (Aerobic exercise)	レジスタンス運動 (Resistance exercise)	柔軟体操 (Flexibility exercise)
頻度（Frequency）	3〜5日／週	2〜3日／週	2〜3日／週
強度（Intensity）	中等度強度の有酸素運動[酸素摂取予備能の40〜59％、ボルグ指数(RPE)6〜20点(15点法)の12〜13点]	1-RMの65〜75％[1-RMを行うことは勧められず、3-RM以上のテストで1-RMを推定すること]	抵抗を感じたりややきつく感じるところまで伸長する
時間（Time）	持続的な有酸素運動で20〜60分／日、しかしこの時間が耐えられないのであれば、3〜5分間の間欠的運動曝露で計20〜60分／日	10〜15回反復で1セット。患者の運動耐容能と時間に応じて、何セット行ってもよい。大筋群を動かすための8〜10種類の異なる運動を選ぶ	関節ごとに60秒の静止（10〜30秒はストレッチ）
種類（Type）	ウォーキング、サイクリング、水泳のような持続的なリズミカルな有酸素運動	マシーン、フリーウエイト、バンドを使用する	静的筋運動

RPE：rating of perceived exertion（自覚的運動強度）、1-RM：1 repetition maximum（最大1回反復重量）

【運動に際しての特別な配慮】
1）血液透析を受けている患者
　・運動は非透析日に行うのが理想的である。
　・運動を透析直後に行うと、低血圧のリスクが増えるかもしれない。
　・心拍数は運動強度の指標としての信頼性は低いので、RPEを重視する。RPEが軽度（9〜11）から中等度（12〜13）になるようにめざす。
　・患者の動静脈シャントに直接体重をかけない限りは、動静脈接合部のある腕で運動を行ってよい。
　・血圧測定は動静脈シャントのない側で行う。
　・運動を透析中に行う場合は、低血圧を防止するために、透析の前半で行うべきである。
　・透析中の運動としては、ペダリングやステッピングのような運動を行う。
　・透析中には動静脈接合部のある腕の運動は避ける。
2）腹膜透析を受けている患者
　・持続的携帯型腹膜透析中の患者は、腹腔内に透析液があるうちに運動を試みてもよいが、不快な場合には、運動前に透析液を除去して行うことが勧められる。
3）腎移植を受けている患者
　・拒絶反応の期間中は、運動自体は継続して実施してよいが、運動の強度は軽くする。

（出典）文献8）より引用

（2）CKD保存期患者に対する運動療法

　腎不全患者の運動処方の考え方としては、CKD透析患者の場合と同様に中強度（酸素摂取予備能の40～60％）とし、そして患者の運動耐容能に基づいて時間をかけて徐々に進行させていくとされている（表3）[8]。また、安定した腎不全患者であれば、筋力増強運動も健康のために重要である[8]。

　CKD保存期患者が運動療法を行うことで腎機能（estimate glomerular filtration rate：eGFR）が改善すること[9,10]、運動療法としての歩行が10年間の全死亡リスクを33％、透析などの腎代替療法移行率を22％低下させ、週当たり運動実践回数が多いほどそれらのリスクをより低下させることが報告されている[11]。

　『糖尿病治療ガイド2012-2013』から『糖尿病治療ガイド2018-2019』にある糖尿病性腎症生活指導基準の運動の項を見ても、この数年の間に第3期、第4期の運動から「制限」の文字がなくなり、むしろ運動を「推奨」する方向に変化してきた[12]。もちろん、CKD患者の運動能力は個人差が大きいため、具体的な運動の実施は個々の身体機能を考慮したうえで設定すべきである。極度に激しい運動は腎機能の悪化を招く可能性があり、特に腎機能が重度低下している患者やネフローゼ症候群などのたんぱく尿が多い患者には不適当であるとされる。

栄養指導の有益性と限界

　栄養管理も運動療法と同様に腎臓リハビリテーションの基本的構成要素であり、重要な役割を担っている。保存期CKD患者では腎機能低下予防としてのたんぱく質摂取制限があり、これがサルコペニア・フレイルティを招きやすい理由の一つになっている。低栄養が存在すると、サルコペニアにつながり、活力低下、筋力低下・身体機能低下を誘導し、活動度、消費エネルギー量の減少、食欲低下をもたらし、さらに栄養不良状態を促進させるというフレイル・サイクルが構築される。

　基本的に十分なエネルギー摂取量確保が不可欠である。良質なたんぱく質・アミノ酸（ロイシンなどの必須アミノ酸）、ビタミンD、カルシウム等の摂取が重要である。エネルギーが不足すると、身体中のたんぱく質が分解されエネルギー源になり（異化作用）、体内の尿素窒素が増えるため、たんぱく質を多く食べたことと同じ状態になり、保存期CKD患者ではたんぱく質を制限する意味がなくなってしまう。たんぱく調整ごはん・パン・もち、でんぷん加工製品など、治療用特殊食品も市販されているので、積極的に利用する。

　一方で、CKD患者では、栄養治療として工夫された食事を摂取しても、摂取したたんぱく質やアミノ酸は筋たんぱくの合成には利用されにくい。筋たんぱく合成の最大の刺激因子は運動であり、これがなければ筋たんぱくとしてではなく体脂肪として蓄積され、窒素は尿素に分解されてしまう。CKD患者に栄養治療を行う際には、適切な運動量を確保することがきわめて重要である。

世界初の診療報酬化に成功

　日本腎臓リハビリテーション学会は、腎臓リハビリテーションに関する世界初の学術団体である。腎臓リハビリテーションに関しては、わが国が世界に先駆けて対処・解決する役割が期待されている。図2にCKD患者に対する腎臓リハビリテーションの考え方を示した[13]。
　診療報酬に関して、2016年度診療報酬改定では、糖尿病性腎症の患者が重症化し、透析導入となることを防ぐため、進行した糖尿病性腎症の患者に対する質の高い運動指導を評価するために新たに腎不全期患者指導加算（月1回100点）が設定され、さらに、2018年度の診療報酬改定では、「高度腎機能障害患者指導加算」としてeGFR 45 ml/min/1.73 ㎡未満まで対象が拡大された[14]。腎臓リハビリテーションの運動療法に関する保険収載は世界初である。

図2　CKD患者における運動療法の考え方

```
これまでのＣＫＤ患者：運動制限

保存期ＣＫＤ患者　→　腎機能を悪化させないために安静が治療の１つ
ＣＫＤ透析患者　　→　透析前後は疲労が出やすく、安静にしがち

　　　　　・医療・透析技術の進歩、超高齢社会の到来（患者の高齢化）
　　　　　・運動療法のエビデンス蓄積

これからのＣＫＤ患者：運動制限

保存期ＣＫＤ患者　→　・運動療法では腎機能は悪化しない、むしろ改善する
　　　　　　　　　　　・透析移行を防止するための治療法の１つとして運動療法が必要
　　　　　　　　　　　・運動療法は心血管疾患の予防に有効
　　　　　　　　　　　・サルコペニア・フレイル・Protein-Energy Wasting（PEW）予防に有効

ＣＫＤ透析患者　　→　・運動療法では透析効率が改善する
　　　　　　　　　　　・ＡＤＬの改善、降圧薬・心不全治療費の減少のための治療法の１つとして運動療法が必要
　　　　　　　　　　　・運動療法は心血管疾患の予防に有効
　　　　　　　　　　　・サルコペニア・フレイル・Protein-Energy Wasting（PEW）予防に有効
```

（出典）文献13）より引用

世界初の腎臓リハビリテーションガイドラインと腎臓リハビリテーション指導士制度

　具体的な運動内容、禁忌、中止基準などに関しては、世界初の「腎臓リハビリテーションガイドライン」2018年版などを参考にされたい[15]。本ガイドラインは、英文化するとともに、今後も大規模臨床試験、疫学研究の成績に基づいて改訂する予定であり、運動療法に携わる多くの方々に活用されることを願っている。また、世界初の腎臓リハビリテーション指導士（日本腎臓リハビリテーション学会認定）に関しては第1回の試験が2019年3月に行われ、365名が合格した。

〔参考文献〕
1) 日本腎臓学会, 日本高血圧学会編：CKD診療ガイド 高血圧編,東京医学社, 2008.
2) 日本腎臓学会編：CKD診療ガイド2012, 東京医学社, 2012.
3) 社団法人日本透析医学会ホームページ　図説　わが国の慢性透析療法の現況. Available from: URL: http://docs.jsdt.or.jp/overview/index.html
4) Zelle DM, Klaassen G, VanAdrichem E, Bakker SJL. Physical inactivity: a risk factor and target for intervention in renal care. Nat Rev Nephrol, 13: 152-168, 2017.
5) Roshanravan B, Khatri M, Robinson-Cohen C, Levin G, Patel KV, de Boer IH, Seliger S, Ruzinski J, Himmelfarb J, Kestenbaum B：A prospective study of frailty in nephrology referred patients with CKD. Am J Kidney Dis, 60(6):912-921, 2012.
6) Roshanravan B. Robinson-Cohen C, Patel KV, et al：Association between physical performance and all-cause mortality in CKD. J Am Soc Nephrol ;24:822-830, 2013.
7) 上月正博：腎臓リハビリテーション　第2版, 医歯薬出版, 2010.
8) American College of Sports Medicine(編)：ACSM's Guidelines for Exercise Testing and Prescription (10th Edition), 2017.
9) Baria F, Kamimura MA, Aoike DT, et al：Randomized controlled trial to evaluate the impact of aerobic exercise on visceral fat in overweight chronic kidney disease patients. Nephrol Dial Transplant, 29: 857-864, 2014.
10) Greenwood SA, Koufaki P, Mercer TH et al：Effect of exercise training on estimated GFR, vascular health, and cardiorespiratory fitness in patients with CKD: a pilot randomized controlled trial. Am J Kidney Dis, 65:425-434, 2015.
11) Chen IR, et al：Association of walking with survival and RRT among patients with CKD stages 3-5. Clin J Am Soc Nephrol, 9:1183-1189, 2014.
12) 日本糖尿病学会編：糖尿病治療ガイド2018-2019, 文光堂, 2018.
13) 上月正博：高齢のCKD患者において、サルコペニア・フレイル・protein-energy wasting (PEW)対策をどうとるか, 内科 116: 941-945, 2015.
14) 厚生労働省ホームページ　平成30年度診療報酬改定についてhttp://www.mhlw.go.jp/stf/seisakunitsuite/bunya/0000188411.html
15) 日本腎臓リハビリテーション学会編：腎臓リハビリテーションガイドライン, 南江堂, 2018.

第7章

腫瘍・免疫疾患

大腸がん

乳がん

自己免疫疾患

大腸がん

> **POINT**
> - がん患者の運動処方に推奨できる科学的エビデンスの高い論文は限られているが、米国がん協会よりがん患者への運動処方のガイドラインが発表された。
> - がん患者の柔軟体操や軽度のトレーニングのために、事前に包括的な基礎体力評価を行う必要はほとんどない。
> - 治療中は、関節可動域の変化に注意しながら、1日の運動量を数回に分けたり、症状や副作用に合わせて、計画を頻回に変えたりする必要がある。
> - がんサバイバーは身体を動かすことに消極的だが、有酸素運動はがん関連疲労を改善させるため、個々人に合った基準で、積極的に身体活動を行うことが勧められる。

大腸がんと身体活動の病態生理

(1) 身体活動が有効と考えられるがん腫とは？

　有効ながん予防手段の一つに身体活動が挙げられていることは、比較的周知の事実となっているかと思われる。実際、仕事や運動などで日常よく体を動かしている人（身体活動が活発な人）ほど、がん全体の発生リスクが低くなるという報告はすでに多数ある。その中でもがんの部位別では、男性では結腸がん・肝がん・膵がんにおいて、そして女性では胃がんにおいて、身体活動量が多い人ほどがんのリスクが低下することが示されている。中等度〜高度の身体活動によってがんリスクをどの程度抑制することが可能なの

表1　中等度〜高度の身体活動のがんリスクに対する影響

がん腫	Relative risk (95% confidence intervals)
肺	0.76 (0.66-0.85)
右側大腸	0.76 (0.76-0.83)
左側大腸	0.77 (0.71-0.83)
食道／胃	0.82 (0.74-0.90)
子宮体部	0.83 (0.71-0.96)
乳	0.88 (0.84-0.91)
肝	0.88 (0.81-0.95)
腎	0.88 (0.79-0.97)
膵臓	0.89 (0.71-0.96)
前立腺	0.90 (0.84-0.95)

か、を表1にまとめた[1), 2)]。

2018年、日本のがん統計において大腸がんの罹患率（男女合わせて）は全がん腫の中で最も高くなり、死亡率も肺がんに次いで高くなると予想された[3)]。男女を合わせたがん罹患数予測数を上位から臓器別に挙げると、大腸、胃、肺、乳房、前立腺、膵がんの順であり、これらはいずれも身体活動が発がん予防に有効ながん腫である。

（2）大腸がんと前がん病変

（1）で挙げた発がん予防に身体活動が有効ながんの一つである大腸がんに関して、さらに詳しく考えてみたい。大腸がんの発生部位は、上行結腸、横行結腸、下行結腸、S状結腸、直腸としばしば部位別に分類されて報告されるが、最近では表1で示したように大腸の発生的起源から、右側大腸と左側大腸に区分されることも多い。

さらに、抗がん剤の効果が遺伝子変異に影響されることがわかってきたため、大腸がんを分子サブタイプにより分類する方法も推奨されてきた。その結果、右側大腸がんはCIMP（CpGアイランドメチル化形質：CpG island methylator phenotype)-highでMSI（マイクロサテライト不安定性: microsatellite instability）が認められるが、左側大腸がんではCIMP-lowが優勢であることが判明した。さらに、右側大腸がんには抗EGFR抗体薬の効果が不良であるが、左側大腸がんには効果がある、などということも報告されている。このことは2015年に提唱されたCMS（consensus molecular subtyping）によって大腸がんが分類し直され、分子標的薬の治療効果などとの相関性が明らかになり、ゲノム医療のコンセプトが確立し始めた証左といえよう。

さて、大腸がん予防のターゲットとなる前がん病変（adenomaやaberrant crypt foci）の発生部位をみると、右側大腸には遺伝子不安定性の高い過形成性ポリープ（sessile serrated adenoma：SSA）や鋸歯状腺腫（traditional serrated adenoma：SA）が多いが、左側大腸には一般的な管状腺腫（tubular adenoma）が高頻度に認められる。いくつかの異論もあるが、adenoma-carcinoma理論に沿ってがん化することが多いため、大腸がんの予防のためにはadenomaが大きくなる前に処置（摘出）してしまうことが大切になる、と考えられている。現在のところ、身体活動がもたらす大腸がん／前がん病変の部位別への影響は表1に挙げたように、左右では顕著な差異は認められていないが、分子サブタイプ別までも含めた身体活動の影響に関してはまだ報告がされていない。身体活動がどのような分子機構で発がん予防に寄与しているかを明らかにするためにも、今後の研究報告が待たれる研究課題である。

（3）なぜ健常者のがん予防に身体活動が有効なのか？

消化器がん、特に大腸がんの発症・進展には、肥満により誘導される穏やかな全身的な炎症状態（low-grade systemic inflammation：LGSI）、インスリンの過剰分泌（インスリン抵抗性）、アディポサイトカインの分泌異常、などが強く影響していると考えられている。身体活動の活性化により肥満が抑制されるのは自明だが、同様に肥満の病態にかかわるインスリンやアディポサイトカインなどの成長因子・サイトカイン類を介した発がん過程もよく研究されており、その受容体と下流で働く分子も多々判明している。たとえば、インスリンシグナルにおけるJAK-STAT-NFκB経路、アディポサイトカインシグナルにおけるPI3K-Akt経路やMAPK経

路、などの活性化は細胞増殖やアポトーシスの抑制、血管新生の亢進などを引き起こす[4]。しかし、身体活動による肥満抑制からのがん予防効果は、ある意味身体活動による＜間接作用＞である。消化器がんにおいて、身体活動ががん予防に直接効果をもたらす対象は、主に酸化ストレスの抑制と免疫賦活化にある、と考えられている[4]。

　年齢別に望ましい運動の量に関しては、厚生労働省が示した具体的基準では、18～64歳では「歩行またはそれと同じかそれ以上の強さの運動を60分以上毎日行うこと」、そしてそれに加え、「息がはずみ、汗をかく程度の運動を毎週60分程度は行うこと」を推奨している。さらに65歳以上の高齢者においては、「運動の強さは気にしなくて良いので、毎日40分は体を動かすこと」を勧めている。実際、休日などにスポーツや運動をする機会が多い高齢者ではがんリスクの低下が見られるという報告もある。同様に、日本スポーツ協会のガイドラインでは、子どもの時期は、身体を使った遊び、生活活動、体育・スポーツを全部合わせて、身体を毎日60分以上動かすことが勧められている。

（4）予防だけでなく、なぜがん患者やがんサバイバーにも運動が必要なのか？

　がんサバイバーのほとんど（最大で約9割）が、がん関連疲労（cancer-related fatigue）の経験があると訴えている。がん関連疲労とは、がんやがん治療に伴う永続的・主観的な疲れであり、肉体的・精神的・感情的な側面をもっている感覚で、エネルギーが少なくなっている状態、と定義されている（National Comprehensive Cancer Networkによる定義）。がん関連疲労は、がんの治療、特に化学療法および放射線療法を受けている患者においては一般的に見られる現象である。この疲労は、治療が終了しても数か月または数年間持続する事例も報告されており、治療上のQoL維持においても厄介な問題である。しかし、がんサバイバーにおいて有酸素運動を行うと、このがん関連疲労が改善されるとする報告もあり、現在ではがん治療中であっても積極的な身体活動が勧められている。

　また、動物実験レベルではあるが、乳がん細胞を皮下移植した後に運動させると微小血管が増えて、抗がん剤であるcyclophosphamideの効果が増強されることも報告されている。実際のヒトでの臨床試験の結果が待たれるが、治療中においても運動処方が有効であることを示唆する興味深い結果である。

臨床的な考慮事項・運動指導に関する具体的考え方

（1）がん患者のためのFITT勧告

　がん患者は潜在的な弱者と考えられるため、運動指導時の安全性確保には特別な配慮が必要である。たとえば、消化器がんが進行すると、悪液質または筋消耗（muscle wasting）が一般に認められ、その程度とともに、運動能力が制限される。とはいっても、病状の進行や副作用の状態を観察しながらであれば、健常者と同じような運動を試みるべきである。さらに、がんサバイバーは身体を動かすことに消極的になりがちであるが、むしろ治療中および治療後は身体を動かすことが勧められている。むろん、がん患者の状態は多岐にわたり、すべてのがん患者に適用できる統一的な運動指導手法はない。FITT：frequency（頻度）、intensity（強度）、

time（持続時間）、type（種類）をただ一つに定めることはできないのである。しかも、がん患者に推奨できるエビデンスの高い学術論文は限られている。たとえば、がんサバイバーが運動を行うのに適する場所（例：家、フィットネスクラブ、医療機関）や、がんサバイバーの全期間に適用できる管理方法に関する確たるエビデンスはない。それゆえ運動の指導においては、個々人に合った基準で必要とされる運動管理レベルを適切に決定する必要がある。

表2　がん患者のためのFITT勧告[5]

	有酸素運動	レジスタンストレーニング	柔軟体操
運動の頻度	3－5日/週	2－3日/週	≧2－3日/週 毎日行うと最も効果的
運動の強度	中程度（酸素摂取予備量の40－59％；最大心拍数の64－75％；主観的運動強度が12〜13）強程度（酸素摂取予備量の60－89％；最大心拍数の76－95％；主観的運動強度が14〜17）	弱い負荷から始める（たとえば、最大レップの＜30％）。そして、できるだけ少ない負荷を徐々に増やす。	関節可動域の許容範囲内で行う。
運動時間	強度が高い運動を75分/週、または中程度を150分/週、または上記の2つを同程度に組み合わせて行う。	少なくとも8－12回を1セット行う。	10－30秒保持するストレッチを行う。
運動の種類	大筋群を使った長時間のリズミカルな運動（たとえば歩行、サイクリング、水泳）。	すべての主要筋群を動かすことを目標として、ダンベルなど方向に自由度のあるフリーウェイトやレジスタンスマシンを使用する方法、そして体重負荷運動（たとえば、座位から立位への変換）。	すべての主要筋群のストレッチングや可動域運動。ステロイド薬、放射線療法あるいは外科的手術の結果として起こりうる特殊な関節部位あるいは骨格筋の拘縮も対象とする。

（2）がん患者の運動指導において留意すべき点

1）運動前に行うべき評価と注意事項

　これは一般的な運動指導でも同様であろうが、がん患者においては、まず基礎体力の評価を行ったり、患者の既往歴、現在かかえる慢性疾患および健康状態、運動禁忌を把握したりすることが大切である。なぜならば、がんは高齢者に発症することが多いので、元来さまざまな合併症を伴っている確率が高いからである。しかし、ほとんどの患者においては、軽い歩行、ゆっくりとした筋力トレーニングや柔軟体操のために包括的な基礎体力評価を事前に行う必要はない。これは包括的な基礎体力評価を行ってしまったがゆえに、運動を開始する前に必要のない制限をしてしまう可能性があるためである。さらに、すべてのがんサバイバーにがんの骨

転移および心毒性に関する医学的評価をすることは特段推奨されない。骨転移や心毒性が起こるリスクは低いからである。

しかし、骨転移がすでにある患者に対しては、骨折のリスクを伴うため、運動を開始する前に安全担保の方法をはっきりと決めておく必要がある。さらに検出されないレベルの骨転移は常にあると用心しておくことも重要である。同様にホルモン療法を受けている患者に対しても、骨折するリスクを事前に評価することを勧めておきたい。

心疾患のある患者に対しては、運動しても安全かどうかの医学的評価を事前にしておくことは大切である。がん薬剤治療に伴う心毒性の有無にも常に気を配る。また、がん治療後に二次的な末梢神経障害が生じることがあるので、治療後の経過時間の長さにかかわらず、末梢神経の評価をすることは有用である。

消化器がん患者でしばしば瘻孔造設が見受けられる。瘻孔造設をしている患者に対して、歩行プログラムよりも激しいエクササイズを行うときには、瘻孔に対する感染予防処置が十分になされているかを必ず確認すべきである。

最後に、病的に肥満である患者に対しては、運動の安全性を事前に評価する必要がある。この場合、激しい有酸素運動やレジスタンストレーニングの前に下肢リンパ浮腫の有無を確認することが特に推奨される。

2）治療中に留意すべき点

治療中でも柔軟体操はできる。しかし、手術、ステロイド剤の使用、または放射線療法によって関節可動域（range of motion：ROM）の低下が進行する可能性があり、常にROMの変化には注意が必要である。また治療中の運動においては、計画した運動量を1日に1回で済ますのではなく、いくつかに短く分けて行うことで効果が高まる、と考えられている。

3）運動中に行うべき評価

運動は、治療を受けている患者の状態を著しく変わりやすくする。運動計画が進むに従い疲労が増加したり、一般的な治療の副作用が悪化したりすることもしばしばあるので、このような状態変化が観察されたならば、健常人よりも余裕をもたせた運動計画に変更することが必要となる。化学療法を受けている患者は、投薬クールに伴い、吐き気や疲れが波のように生じたり、消失したりして安定しない。そのため、副作用症状を呈している間は、症状に合わせて周期的に運動強度/持続時間を弱めたり、短縮したりするなど、頻回に運動計画を変更することが好ましい。

4）運動が禁忌の患者、中止すべき患者

一般的にがん患者においても運動は推奨されるものの、下記のような患者における運動や身体活動処方には、さらなる注意が必要となる。

① 造瘻施術をした患者：破裂リスクがあるため、コンタクトスポーツに参加する前には医師の許可を得る。また、水泳の指示をしてはいけない。
② 免疫抑制状態にある患者（骨髄移植後に免疫抑制剤を服用している患者や化学療法また

は放射線療法を受けている患者）：感染する確率を下げるために不特定多数の集まる公共のフィットネス施設よりも、自宅や医療施設にて運動を行うことを勧める。①と同じく、水泳の指示をしてはいけない。
③ 留置カテーテル、中心静脈栄養および経管栄養チューブを有する患者：前2項と同じく、水泳の指示をしてはいけない。
④ 重度の貧血、状態の悪化した感染を呈する手術直後の患者：運動を行うべきではない。

がんでない集団と同様に、身体に異常（めまい、吐き気、胸痛など）が見られたら、運動を中止すべきである。安静時心拍数や最大心拍数は、患者により異なるため、現在治療中のがん患者や、治療後早期のがん患者における有酸素運動強度の指標として心拍予備能（安静時心拍数と最大心拍数の差）を用いるのは信頼性に劣る。可能であれば、最大心拍数のパーセンテージを指標に、有酸素運動強度を調整するか、または患者本人の主観的運動強度を活用して運動を調整／中止できるよう、患者を指導・教育することが望まれる。

まとめ

1944年に動物実験において運動が腫瘍の増殖を抑制することが報告されて以来、2001年には運動が乳がん患者術後のQoLを回復させることがわかり、米国がん協会（American Cancer Society）は、がん患者への運動処方のガイドラインを発表した。現在では運動が化学療法の効果を高めることやそのがん増大効果を抑制するメカニズムにNatural Killer細胞がかかわることが科学的に示され、そのエビデンスも集まりつつある[6]。

しかし、多くの運動にかかわる臨床試験には統一性がなく、運動処方に利用できるほどの科学的エビデンスと呼べる段階に達していないことも事実である。また、小児がんにおける運動の影響も判明していないうえ、細かいところでは、運動が遺伝子不安定性に与える影響もわかっていない。このことはヒトに外挿できる運動モデル系が動物実験においてきちんと確立されていないことが問題であろう。

こうした現状の中で、運動が腫瘍免疫に与える研究は、リキッドバイオプシー的手法を利用できる点で大きな進捗が期待される領域である。そして、消化管における免疫環境は腸内細菌叢に大きく影響されていることを考えると、運動が逆に腸内細菌叢の変化に与える影響も、今後明らかにしていく必要がある。

〔参考文献〕
1）Ruiz-Casado A et al: Exercise and the hallmarks of cancer. Trends Cancer, 3（6）: 423-441, 2017.
2）Yun YH et al: Dietary preference, physical activity and cancer risk in men: national health insurance corporation study. BMC Cancer, 8: 366, 2008.
3）https://ganjoho.jp/reg_stat/statistics/stat/short_pred.html（2018年11月参照）
4）Ulrich CM et al: Energy balance and gastrointestinal cancer: risk, interventions, outcomes and mechanisms. Nat Rev Gastroenterol Hepatol, 15（11）: 683-698, 2018.
5）武藤倫弘：第11章　その他の慢性疾患や健康状態における運動試験と処方　第2節　がん．ACSM運動処方の指針―運動負荷テストと運動プログラム，原書第10版　日本体力医学会（監訳），南江堂．
6）Koelwyn GJ et al: Exercise-dependent regulation of the tumour microenvironment. Nat Rev Cancer, 17（10）: 620-632, 2017.

乳がん

POINT

- 入院中、退院後の運動指導は、その後のQoLに影響を及ぼす。
- 運動療法は、リンパ浮腫の予防・改善になる。
- 化学療法、放射線治療の治療中の運動は、倦怠感を軽減する。
- 再発リスクを高める閉経後の肥満を予防するために、体重管理を徹底すべきである。

はじめに

　昨今、乳がん患者の数は年々増加し、年間約9万人が新たに診断されている。診断時のステージによるものの、10年生存率は約80％であり、治療を終えたのちも、再発の不安や後遺症を抱えながら人生を長く過ごしていく。乳がん患者のストレス要因の一つとして、術後の運動機能障害やホルモン療法の副作用などによる日常生活への影響である。

　運動は上記の後遺症や副作用を軽減しうるものであり、セルフケアとして有意義であるにもかかわらず、実践しない患者が多い。がん患者が長期にわたって運動を楽しく実践するよう、運動指導者のかかわり方は重要である。乳がん患者には、40歳台、50歳台の女性が多く、社会や家庭内での役割は多岐にわたる。仕事、家事、子育て、介護など、さまざまな役割を抱えながら治療を受ける患者が多い。

　以下に、QoLの保持・改善を企図しながら老いていく中で、運動の意義が大きいことを解説する。

臨床的な考慮事項・運動指導に関する考え方

（1）乳がん患者の運動のポイント

1）上肢運動機能障害の予防・改善

　術後創部の疼痛、非弁間張力や皮下脂肪の切除に伴う軟部組織の癒着による疼痛、腋窩（えきか）リンパ節郭清を行った場合の腋窩のつっぱり感、肋間上腕神経が傷ついた場合の上腕内側のしびれや知覚異常、術後数週間後から瘢痕拘縮（はんこんこうしゅく）などによる上肢の運動機能障害がある。その予防・改善のために、術後早期から入院中にリハビリ体操の指導が入るが、退院後も毎日の肩関節の屈

曲・外転・回旋・内転のストレッチや運動が有益である。

2) リンパ節郭清に伴うリンパ浮腫の予防・改善

リンパ浮腫は、乳がん患者の大きな不安要因となっているため、運動を控える患者が多い。腋窩リンパ節郭清を伴う手術では、後にリンパ浮腫を発症しやすい。そのため、がんのリハビリテーションのガイドラインでは、リンパ浮腫の発症リスクを減少させるために、術後早期から肩関節可動域訓練や軽度の上肢運動を推奨している。

3) 化学療法、放射線治療の治療中、後

倦怠感などの出現に伴い身体活動量がさらに減少するため、呼吸循環器系機能や筋力の低下が起きる。これらの体力的低下は、倦怠感の原因になり、身体活動量のさらなる減少を招く。運動の実践は、身体活動性を拡大し、持久力を高めうることから、乳がん患者用のガイドラインで強く勧められている。放射線治療は、肩関節屈曲・外転可動域制限と内旋筋筋力低下が起こりやすいため、関節可動域、上肢筋力増強訓練が必要である。

4) ホルモン療法期間の副作用

手術や化学療法などの主要な治療を終えたあとも、ホルモン治療を5〜10年受けることが多く、関節痛や倦怠感などの副作用は長期にわたり起きる（表1）。ホルモン療法中の閉経後に生じやすい体重超過は、再発率を高めるが、運動は体重増加を抑制する助けとなり、がんに関連する高レベルのエストロゲンを産生する過剰脂肪細胞の減少につながる。骨粗鬆症も多くの患者の悩みだが、運動により骨量の減少を抑制する効果が期待できる。

表1 薬剤と主な副作用

薬剤	主な副作用
抗エストロゲン剤	ほてり、悪心・嘔吐、食欲不振、無月経、月経異常、腟分泌物、体重増加、無気力 など
LH-RHアゴニスト製剤	ほてり、頭重感、めまい、肩こり、骨痛、月経回復遅延 など
アロマターゼ阻害剤	ほてり、悪心、疲労感、肩こり、関節痛、頭痛、無力症、倦怠感 など
プロゲステロン製剤	食欲増進（体重増加）、満月様顔貌、子宮出血、浮腫、血栓症、月経異常 など

副作用の下線部は、運動による改善が期待できる[1]

5) 体重管理

乳がん患者では、化学療法、ホルモン治療の期間に、副作用として、体重増加が起こりやすい。体重増加の悪影響は、再発リスクとともに、リンパ浮腫の発症や悪化である。そのためには運動の実践と適切な食習慣の徹底が必要である。

6) 長期間、継続的な運動

年齢、後遺症や副作用の有無と程度によるが、運動を継続的に行うことで、がんサバイバー

のQoL回復が期待できる。運動への苦手意識が強い患者では、継続的な実践が難しい。モチベーションを高め、それを維持させるのための工夫が必要であり、今後の課題といえる。

（2）運動方法

　アメリカスポーツ医学会（American College of Sports Medicine：ACSM）の「がんサバイバーのためのガイドライン」では、がん患者に推奨される運動として、「乳がん患者は、棘上筋、棘下筋、小円筋、肩甲下筋、大胸筋、小胸筋、僧帽筋、前鋸筋などのストレッチと筋力増強運動を中心に行う」と記載している。[2]

> （例）腕の拳上、肩回し、首羽ばたき運動、壁はい運動、肩の上げ下げ、胸張りと背中伸ばし、壁立てふせ、膝つき腕立てふせ、ゴムバンドやペットボトルの利用、足踏み、ウォーキング、自転車、ダンス、水泳など

　リンパ浮腫が発症した場合は、圧迫装具（弾性着衣・弾性包帯）を身に付けて慎重に運動するとよい。ウォーミングアップとクールダウンを十分に取り入れ、腹式呼吸、有酸素運動、筋力トレーニング、関節運動を組み合わせることが望ましい。
　筋力トレーニングは、筋ポンプ作用でリンパ液の再吸収を促進するため、負荷を軽くし、回数を増やすとよい。

> （例）腹式呼吸（口すぼめ呼吸）、首の運動、肩関節運動、手・指の外転、前腕の回外、足関節運動（つま先とかかとの上げ下げ）、股関節の屈曲運動、水中ウォーキング、軽度のエアロビクスなど。

（3）治療期間別の運動の目標と推奨する運動種目

　乳がんの治療期間別の運動の目標と推奨する運動種目は、表2のとおりである。

表2　治療期間別の運動の目標と推奨する運動種目

治療期間	目標	運動種目（特に推奨は◎）
告知～治療開始	体力・筋力維持・精神的苦痛改善	◎ストレッチ◎有酸素運動◎筋力トレーニング
入院中	可動域改善	◎肩関節可動域訓練・軽い有酸素運動
術後8日目～1か月	可動域改善・柔軟性回復・精神的苦痛改善・筋力維持	◎ストレッチ◎肩関節可動域訓練◎有酸素性運動・筋力トレーニング
術後1か月～1年	上肢機能障害改善・体力改善・倦怠感改善	◎ストレッチ◎有酸素運動◎筋力トレーニング
1年～生涯	全身の機能改善・向上	◎ストレッチ◎有酸素運動◎筋力トレーニング
化学療法・放射線治療中	倦怠感・心肺機能改善・上肢下肢筋力改善、抑うつの改善	◎ストレッチ◎有酸素運動◎筋力トレーニング
ホルモン治療中	関節症改善・骨量の維持、体重の維持、ほてり改善	◎ストレッチ◎有酸素運動◎筋力トレーニング

（出典）参考文献 3）、4）、5）、6）より筆者が作成

（4）運動時の注意点

乳がんのリスク別の注意は以下のとおりである。

表3　乳がんのリスク別の注意点

リスク	注意点
骨転移あり	骨折リスクなどについて整形外科医からの指導を受ける。
骨粗鬆症あり	ジャンプ・ランニングなど高衝撃の運動を避ける。荷重が適度に加わるウォーキング、低強度のエアロビクスやダンスを勧める。重度の場合、水中ウォーキングなど負荷の軽い種目を選ぶ。レジスタンストレーニングでは、腰から屈曲したり回旋する種目を避ける（シットアップ、ローイングなど）。上肢・上部体幹の筋力運動は積極的に勧める。強度は、慎重に調整しての脊筋、肩甲骨の間の筋の増強を図る。高齢者の場合、特に骨疾患に注意する。
リンパ浮腫あり	弾性着衣（スリーブ）をまとった状態で行う。患肢部への負担のかけすぎないために、物足りなさを感じる程度でやめる。浮腫、蜂窩織炎など発赤や熱感が生じたときは運動を中止し、速やかに医療機関を受診する。
関節症あり	自転車こぎ、水泳など関節に負荷がかかりにくい運動で、1週間の中で、さまざまな運動を行うクロストレーニングが望ましい。運動後疼痛が続いたり、関節の膨張があったりする場合、運動量を減らす。関節周囲筋をターゲットにした筋力運動を行う。
肥満あり	心疾患や関節症に配慮する。継続困難性が見られやすいので、好みの運動を勧める。関節に負担がかからないよう、低負荷から始め、疲労や筋・骨格系の障害の予防に努める。先に減量に取り組む。
血小板減少・貧血	がん治療による重篤な貧血がある場合、貧血の改善を確認してから運動を促す。
発熱または活動性の感染症	38.3℃以上の発熱時は運動中止とする。白血球減少の場合、感染予防のため公共施設での運動を避ける。
放射線治療中	皮膚防御のためプール（塩素含む）の使用を避ける。神経系、皮下硬結、リンパ浮腫、肩の運動制限をきたすことがある。
持続する痛み	痛みで肩の不動が続くと、二次的な肩関節の炎症や拘縮、癒着性関節包炎による肩関節の運動障害が生じるので、検査をして痛みの原因を調べる。痛みのない範囲で関節運動やストレッチを促す。
化学療法	化学療法を受けた日あるいは治療24時間以内は運動をしない。治療内容、血液所見に注意し、ヘモグロビン7.5 g/dl以下、血小板20,000/μl以下、白血球3,000/μl以下は運動を行わない。シスプラタン、タキサン系薬剤などの投与によって末梢神経障害が発生した場合、転倒など安全面に細心の注意を払う。
倦怠感	異常な倦怠感を有する場合、運動を禁止し、医師に相談することを勧める。

（出典）参考文献3）より筆者が作成

〔参考文献〕
1）https://www.nyugan.jp/ope/drug/hormone.html、ホルモン療法剤の投与法と主な副作用
2）American Collage of Sports-Medecine-Position Stand:The recommended quantity and quality of exercise for developing and maintaining cardiorespiratory and muscular fitnesss,and flexibility in healthy adults. Med Sci Sports Exrc,30:975-991,1998.
3）日本リハビリテーション医学会／がんのリハビリテーションガイドライン策定委員会編：がんのリハビリテーションガイドライン，54-74,2013.
4）日本がんリハビリテーション研究会：がんのリハビリテーションベストプラクティス，92-111,2015.
5）Dahm D,Smith J編:阪本雅昭，小室史恵　監訳:メイヨークリニックのフィットネスガイド．NAP,2007.
6）Courneya KS,Mackey JR,McKenzie DC:Exercise for breast cancer survivors.Phys.Sportsmed,30:33-43,2002.

自己免疫疾患

> **POINT**
>
> - 慢性に経過する免疫関連疾患の患者の日常生活における運動や身体活動は、疾患の有無にかかわらず、サルコペニア、フレイル、ロコモティブシンドロームなど日常生活を送るうえで必要な運動機能や体力の低下を防ぐために有用である。また原則としてこれまで患者が実践してきた運動をあえて制約する必要はない。
> - レジスタンストレーニング（筋力増強訓練）、ランニングやウォーキングなどのいわゆる有酸素運動はいずれも運動機能維持に有用である。運動強度や時間についてはスポーツ実践も含めて原則として個人の運動耐用能や経験に基づいて実践可能である。実践後の自覚症状のフィードバックにより運動の内容・時間・強度をそのつど判断する。
> - 運動経験の乏しい患者、あるいは長期に運動を実践してこなかった患者に対しては、原則としてWHOや米国スポーツ医学会（ACSM）で提案している成人（高齢者を含む）のための運動基準に準拠して勧めることが望ましい。
> - 原疾患による運動器や循環器系の障害がすでにあり、運動実践に直接的な影響をもたらす場合、臨床的に運動の実践と発症や病勢の関連が強く疑われる場合は運動を控える。血管炎の場合には、必要に応じて循環器内科における運動耐用能のチェックも行う。患者の状態聴取に応じて可否を判断すること。
> - 自己免疫疾患患者のほとんどは、副腎皮質ホルモンあるいは免疫制御（抑制）薬を継続的に服用しているので感染症のリスクが高い。感染症流行期に集団的なスポーツ活動を行う際にはマスクの着用や、感染リスクが小さい環境での運動への変更や一時的な休止を考慮するとよい。

病態生理

　自己免疫疾患のほとんどの発症原因は明確にはなっていない。しかし、いずれにおいても自己組織を標的として慢性的な炎症と組織の緩徐な破壊が進行する。免疫系の発達過程でリンパ球の前駆細胞における体細胞変異により、多様な抗原に対する免疫システムが構築されてい

く。その中で自然に自己細胞に反応するリンパ球も生成するが、健常な状態では胸腺におけるアポトーシス（プログラム化された細胞死）誘導による自己反応性細胞の排除や、自己反応性の細胞を不活性化する免疫寛容により自己免疫現象は生じない。自己反応性細胞はすべて排除されるわけではなく、一部不活性な状態で残存していると考えられている。

免疫チェックポイントの遮断による活性化T細胞による根治療法不能な進行性悪性腫瘍の分子標的治療（ニボルマブ：商品名オプジーボ）は、悪性腫瘍細胞を攻撃する自己反応性のTリンパ球を再活性化させるものであり、画期的な治療効果を上げている。しかし、その重大な副作用として、自己免疫疾患が比較的高い確率で発症する。これは、人体には通常は不活性な自己反応性細胞が存在することの強い根拠である。自己免疫疾患は、なんらかの原因により自己応答性の不活化リンパ球が再活性化し、関節滑膜や血管、分泌腺などが標的組織になってしまっていると考えられている。ひとたび発症した後の根治療法はなく、副腎皮質ホルモンおよび近年急速に開発が加速している分子標的薬を用いた免疫制御薬の長期投与が行われる。

表1　自己免疫疾患の分類

全身性自己免疫疾患（膠原病など）		臓器特異的自己免疫疾患	
分類	疾患例	分類	疾患例
関節リウマチおよび関連疾患	関節リウマチ、悪性関節リウマチ、若年性特発関節炎など	腎疾患	ネフローゼ症候群
		炎症性腸疾患	潰瘍性大腸炎、クローン病
血管炎症候群	高安病、結節性多発動脈炎など	肝疾患	原発性胆汁性肝硬変、自己免疫性肝炎
		呼吸器疾患	特発性間質性肺炎
その他	SLE、多発性筋炎、ベーチェット病、全身性強皮症、シェーグレン症候群など	血液疾患	溶血性貧血
		皮膚疾患	乾癬、天疱瘡
		神経疾患	重症性筋無力症、多発性硬化症
		眼疾患	ぶどう膜炎など

ところで骨格筋の収縮に伴い、さまざまな種類のサイトカインや分泌たんぱくが骨格筋より分泌され、これらはマイオカインと総称されている。よく臨床的に炎症マーカーとして利用される白血球数やCRPも一回の運動により増加する。白血球数はカテコールアミンや心拍出量の増加、あるいは副腎皮質ホルモンの増加により循環血球数が増加するものであり、炎症とは直接的な関連性がない。またIL-6やCRPも運動強度が高くなると、運動の種類に関係なく、筋力増強訓練（レジスタンストレーニング）でもランニングでも血中濃度が増加する[1]。したがって、運動後あまり時間をおかずに採血した場合、これらの血中濃度が高くなっていることもあるが、これは主にマイオカインおよびそれによって誘導された、一時的な増加である。一方、長期的に見た場合、強度が中程度から高強度のレジスタンストレーニングにより筋力増強訓練に相当する65歳以上の健常高齢者に対する10か月間にわたり週2回の45分間の運動の種類を比

較した介入研究では、中等度強度の有酸素運動で有意に血中のIL-6、IL-18、CRP濃度の減少が認められるが、筋力トレーニングと柔軟性エクササイズでは変化が認められていない。ただし、両グループともTNFαの血中濃度が減少したことが報告されている。主に関節リウマチ患者に対するさまざまな運動介入試験からは、これらの変化により免疫応答から見た病態が悪化したり改善したりすることは報告されていない[5]。

　一部の自己免疫疾患の病態形成にはIL-6が関与し、IL-6の薬物的遮断は関節リウマチの病態の改善に結びつく。一方、IL-6は運動により骨格筋から分泌されるマイオカインの一つである。運動により血中に増加することがあるが、関節リウマチを増悪させたという報告はシステマティックレビューにも見られない。運動が病態を悪化させるリスクになる可能性は小さい。自己免疫疾患の免疫学的病態メカニズムに、運動や身体活動が直接的に関与することを示す明確なエビデンスはなく、運動や身体活動により自己免疫疾患の病態そのものの改善や増悪が起こることは考えにくい。自己免疫疾患の免疫応答は、肥満や代謝性疾患における慢性炎症とは異なるため、運動による「自己免疫疾患」の改善効果は期待できない。

臨床的な考慮事項・運動指導に関する考え方

（1）身体不活動による不利益の回避

　自己免疫疾患患者を対象とした疫学調査は行われていないが、自己免疫疾患を有していても、身体不活動や体力の低下によって心血管疾患や要介護状態に陥るリスク（フレイル、サルコペニア、ロコモティブシンドロームなど）は変わらないことが予想される。炎症性腸疾患など、食事制限を余儀なくされる自己免疫疾患、あるいは服薬治療により副腎皮質ホルモン製剤の投与量が大きい場合も骨格筋機能の低下が起こることが予測される。したがって、直接的に自己免疫疾患の病態改善が期待されなくとも、運動機能の維持あるいは改善のための運動が公衆衛生学的な立場と同様に必要であると考えられる。

　英国で行われた関節リウマチ患者に対する3か月の運動療法と抗TNF療法の比較試験の結果では、運動療法も抗TNF療法も運動機能や疲労耐性の改善が見られている。しかし、抗TNF療法のほうが、炎症反応の低下、病勢の改善、関節可動域や関節痛の軽減効果の点では運動療法より優れている一方、BMI（body mass index）などの心血管危険因子の改善や血管機能については運動療法のほうが優れていることを明らかにしている[1]。したがって、患者の全身管理という点では運動と薬物療法の併用が望ましい。抗TNF療法による病態の改善が得られた時点で運動を開始するほうが、運動に伴う疼痛や疲労を理由とする抵抗感が軽減され指導しやすい可能性がある。

（2）身体活動・運動の条件

　自己免疫疾患患者向けの国内の生活習慣指導については、「無理のない運動」「疲れを翌日に残さない運動」などあいまいな表現がなされている。運動の量および質については関節リウマチ患者に対する運動介入試験のこれまでの成績が参考になる。関節リウマチは、関節が標的臓器となる自己免疫疾患のため、古くから運動介入による機能維持が試みられ、多くの介入研究

が行われており一定の成果が得られている。関節の破壊進行が遅延するような介入研究の知見もあるが、関節リウマチ患者を対象とした7つの無作為割り付け対照試験を選択したシステマティックレビューによれば、運動介入による免疫学的な病態の改善も悪化も見られていないものの、運動機能の有意な改善が見られている。

また、最近の関節リウマチ患者を含む、骨関節症患者に対する運動介入試験のメタ分析によれば、WHO/ACSM基準〈1週間計150分の中等度以上の強度の運動（急ぎ足など）あるいは1週間計75分以上の高強度の運動（ランニング、ジョギング、各種スポーツに相当）およびその組み合わせ、および週2日以上の体幹・四肢のレジスタンストレーニング（筋力増強要素のある運動）〉を満たすような運動・身体活動を実践していると、実践していない場合に比べて、心肺体力や筋力が高く保たれている患者が有意に多いことが明らかになっている[2]。残念ながら、関節リウマチ患者以外にはほとんど運動療法や身体活動に関する調査研究は行われていない。しかし、関節リウマチのこれまでの知見から、免疫学的な病態に大きな影響を与えることは考えにくい。本稿では関節リウマチ患者に対する運動介入試験の運動・身体活動条件が他の自己免疫疾患にも適用できる可能性があることに基づいているため、実際に運動を推奨する場合には患者個々の症状経過に応じて運動の条件を考慮することが望ましい。今後、関節リウマチ以外の疾患において身体活動や運動介入の効果に関連する症例報告や検証試験が行われることを期待したい。

運動経験が乏しい患者、あるいは長期に運動を実践してこなかった患者に対しては、原則としてWHOや米国スポーツ医学会（ACSM）で提案している成人（高齢者を含む）のための運動基準に準拠して勧めることが望ましい。一方、運動強度や時間についてはスポーツ活動も含めて原則として個人の運動耐用能や経験に基づいて実践可能である。もちろんこれには旅行やダンスなどの活動も含めてアドバイスを行うことが望ましい。運動耐用能（体力、疲労）は個人によって異なるため、集団行動のように行動にある意味でのノルマが課せられる場合、それを達成できるかどうかという患者個々の要因だけでなく、参加しようとするプログラム（旅行パッケージなど）が自由に中断・休憩できることをあらかじめ確認すると、集団行動であっても容易に参加の可否を判断できることになる。なお、疲労に至るまでの行動を適切な休息をはさんで繰り返すことはトレーニングになり、運動耐用能の改善効果が得られることも考慮すべきである。

運動経験が乏しい患者等でWHO/ACSMの基準を満たさない患者に対しては、厚生労働省の「健康づくりのための身体活動基準2013」に基づく「アクティブガイド」のように現状より10%増をめざすプラス10の考え方で身体活動量や時間を増やしていく。1～2か月で増加が見られたら、さらに10%加えていくなどの工夫が必要である。筋力増強訓練の場合は、反復回数のノルマを課すのではなく、現在できるところまで反復し、できるときは負荷あるいは回数を増やし、できるところまで実践していくと筋力増強が得られやすい。ノルマ回数を達成できないことにより運動に対する意欲を失うのは避けるべきである。

（3）運動・身体活動について考慮すべき点（相対的禁忌など）

運動や身体活動が相対的禁忌に相当するのは運動実践に伴い疼痛や四肢の虚血あるいは胸部苦痛などの自覚症状の増悪が見られる場合、あるいは寛解と増悪を繰り返すことの多い自己免

疫疾患では増悪期は控えることが必要である。原疾患による運動器や循環器系の障害がある場合、たとえば関節リウマチによる関節の拘縮など、運動実践に直接的に影響がある場合、また臨床的に運動実践が症状増悪や病勢と関連することが強く疑われる場合も運動を控えることが望ましい。また、疾患によっては運動により二次的に原疾患の一時的な悪化を招く場合がある。血管炎・動脈炎がある場合は、虚血性心疾患あるいは末梢性動脈疾患と同様の運動制限が必要になる。循環器専門医等においてトレッドミルやバイクエルゴメータによる運動耐用能試験によるチェックは有用である。また、炎症性腸疾患において消化器症状（下痢、腹痛）などの誘発、皮膚疾患では発汗に伴う皮膚症状の悪化が起こることがある。症状の増悪は運動の内容にもよるので患者個々について本人の経験を踏まえ、また理解を得たうえで運動の可否を判断するのが望ましい。必要以上に運動実践を恐れるのは、かえって身体不活動による不利益の可能性を高めることを忘れるべきではない。炎症性腸疾患の診断を受けたことをきっかけに身体活動量が有意に減少することが知られている[3]。発症時は病勢の増悪が起こっていることが多く一時的にはやむを得ないが、それによって身体不活動が定着してしまわない考慮が必要である。

　ほとんどの患者は服薬治療を行っている。副腎皮質ホルモンや免疫制御（抑制）薬、サイトカイン遮断を目的とする分子標的薬などである。いずれも感染症のリスクを高めるおそれがある。感染症流行期の集団的なスポーツあるいはグループエクササイズ時にはマスクの着用や手洗い・洗顔・うがいの励行、あるいは感染リスクの小さい環境（自宅などでの個人エクササイズ）での運動実践を考慮する。ただし前述したように病態自体には最近の分子標的薬（抗サイトカイン療法）の効果は目覚ましく、併用することにより運動に対する抵抗感が減少し、身体活動・運動による利益が高まる可能性がある。

　以上より、運動経験が乏しい患者、あるいは長期にわたって運動を実践してこなかった患者に対しては、原則としてWHOや米国スポーツ医学会（ACSM）で提案されている成人（高齢者を含む）のための運動基準に準拠して勧めることが望ましい。また、当初はわずかしかできない可能性があるが、運動強度や時間についてはスポーツ活動も含めて個人の運動耐用能や経験に基づいて決めるのがよい。

〔参考文献〕
1) Veldhuijzen van Zanten Jjcs et al：Comparison of the effects of exercise and anti-TNF treatment on cardiovascular health in rheumatoid arthritis: results from two controlled trials. Rheumatol Int 39: 219-225, 2019.
2) Rausch Osthoff A. K. et al：Effects of exercise and physical activity promotion: meta-analysis informing the 2018 EULAR recommendations for physical activity in people with rheumatoid arthritis, spondyloarthritis and hip/knee osteoarthritis. RMD Open 4: e000713, 2018.
3) Gatt K. et al：Inflammatory Bowel Disease and Physical activity: a study on the impact of diagnosis on the level of exercise amongst patients with IBD. J Crohns Colitis, 2018.
4) Mendham A. E. et al：Effects of mode and intensity on the acute exercise-induced IL-6 and CRP responses in a sedentary, overweight population. Eur J Appl Physiol, 111: 1035-1045, 2011.
5) Van den Ende C. H. et al：Dynamic exercise therapy in rheumatoid arthritis: a systematic review. Br J Rheumatol, 37: 677-687, 1998.

執筆者一覧 (五十音順)

東　宏一郎	練馬総合病院内科	
	第3章「糖尿病」	
石井　直方	東京大学大学院総合文化研究科・広域科学専攻・生命環境科学系教授	
	第2章「筋力トレーニング」	
伊藤　倫之	医療法人社団石鎚会田辺記念病院リハビリテーション科部長	
	第4章「脳卒中」	
碓井　外幸	東京国際大学人間社会学部教授	
	第1章「運動処方の基礎」	
	第1章「運動処方の実際」	
呉　世昶	筑波大学附属病院つくばスポーツ医学健康科学センター	
	第6章「肝疾患」	
太田　玉紀	猫山宮尾病院内科部長、メディカルフィットネスCUOREセンター長	
	第1章「メディカルフィットネスの実際例」	
勝川　史憲	慶應義塾大学スポーツ医学研究センター教授	
	第3章「脂質異常症」	
狩野　豊	電気通信大学基盤理工学専攻教授	
	第2章「骨格筋の生理学」	
上月　正博	東北大学大学院医学系研究科機能医科学講座教授	
	第6章「腎臓疾患：慢性腎臓病（CKD）」	
後藤　勝正	豊橋創造大学大学院健康科学研究科教授	
	第2章「筋力の測定と評価」	
島田　和典	順天堂大学医学部循環器内科学講座先任准教授	
	第4章「慢性心不全」	
正田　純一	筑波大学医学医療系医療科学教授	
	第6章「肝疾患」	
鈴木　政登	東京慈恵会医科大学客員教授	
	序論	
	第4章「高血圧」	
代田　浩之	順天堂大学医学部循環器内科学講座名誉教授	
	第4章「慢性心不全」	

髙橋　英幸	日本スポーツ振興センター国立スポーツ科学センタースポーツ研究部主任研究員	

髙橋　英幸　日本スポーツ振興センター国立スポーツ科学センタースポーツ研究部主任研究員
　　　　　　第2章「骨格筋量の測定と評価」

田中喜代次　筑波大学名誉教授、株式会社THF代表取締役
　　　　　　第1章「メディカルフィットネスとは」
　　　　　　第1章「虚血性心疾患に向けたメディカルフィットネス」
　　　　　　第3章「肥満」
　　　　　　第6章「肝疾患」

富野康日己　医療法人社団松和会理事長、順天堂大学名誉教授
　　　　　　第3章「痛風」

中田　由夫　筑波大学体育系准教授
　　　　　　第3章「肥満」

永富　良一　東北大学大学院医工学研究科健康維持増進医工学分野教授
　　　　　　第7章「自己免疫疾患」

原　　英喜　國學院大學人間開発学部教授
　　　　　　第5章「喘息（含COPD）」

広瀬眞奈美　一般社団法人キャンサーフィットネス代表理事
　　　　　　第7章「乳がん」

深尾　宏祐　順天堂大学スポーツ健康科学部スポーツ科学科准教授
　　　　　　第4章「慢性心不全」

牧田　茂　　埼玉医科大学国際医療センター心臓リハビリテーション科教授
　　　　　　第4章「急性冠症候群：不安定狭心症、急性心筋梗塞」

武藤　倫弘　国立がん研究センター社会と健康研究センター予防研究部室長
　　　　　　第7章「大腸がん」

山内　英子　聖路加国際病院副院長・乳腺外科部長・ブレストセンター長
　　　　　　第7章「乳がん」

山田　拓実　首都大学東京健康福祉学部教授
　　　　　　第5章「慢性閉塞性肺疾患」

吉村　隆喜　育和会記念病院副院長
　　　　　　第1章「虚血性心疾患に向けたメディカルフィットネス」

和氣　秀文　順天堂大学大学院スポーツ健康科学研究科教授
　　　　　　第4章「高血圧」

渡邉　寛　　筑波大学附属病院臨床教授、取手北相馬保健医療センター医師会病院副病院長
　　　　　　第1章「虚血性心疾患に向けたメディカルフィットネス」

医師・コメディカルのためのメディカルフィットネス

2019年9月13日　初版第1刷発行

編著　日本体力医学会（日本医学会第39分科会）
発行　株式会社社会保険研究所
　　　〒101-8522　東京都千代田区内神田2-15-9　The Kanda 282
　　　電話　03-3252-7901（代表）

Ⓒ社会保険研究所　2019 Printed in Japan
ISBN978-4-7894-6820-6 C3047 ¥1500E
乱丁・落丁本はお取り替えいたします。
本書のコピー、スキャン、デジタル化等の無断複製は著作権法上での例外を除き禁じられています。本書を代行業者等の第三者に依頼してコピー、スキャン、デジタル化することは、たとえ個人や家庭内の利用でも著作権法上認められておりません。